一般社団法人 日本歯内療法学会 編

歯内療法
診療ガイドライン

未処置の根管に対する根管治療（初回根管治療）

CQ1：初回根管治療における1回法は複数回法よりも有効か？

CQ2：初回根管治療（生活歯と失活歯）における処置後の鎮痛薬処方は行うべきか？

CQ3：初回根管治療（失活歯）における処置後の抗菌薬処方は行うべきか？

『歯内療法診療ガイドライン』の発行について

一般社団法人 日本歯内療法学会
理事長　宇井 和彦

　一般社団法人 日本歯内療法学会編『歯内療法診療ガイドライン』が、本会ガイドライン委員会（古澤成博委員長）の献身的な努力により完成しました。

　「8020運動」「オーラルフレイル」などの取り組みで、歯と口の健康が全身の健康の保持・増進に寄与しているのは万人の知るところです。現在の歯科医療は、修復、補綴治療、歯周治療が高い評価を受けています。歯内療法の重要性、専門性が置き去りにされているように思います。しかしながら、歯髄、根尖歯周組織の診断と治療を取り扱う歯内療法学は、国民の健康維持・増進に大きく寄与しています。

　Mindsでは、診療ガイドラインを次のように定義しています。

　「診療上の重要度の高い医療行為について、エビデンスのシステマティックレビューとその総体評価、益と害のバランスなどを考量して、患者と医療者の意思決定を支援するために最適と考えられる推奨を提示する文書」（福井次矢・山口直人監修『Minds診療ガイドライン作成の手引き2014』医学書院. 2014. p.3）

　臨床開業医である私にとって、診療ガイドラインは、科学的根拠に基づき、臨床現場における意志決定に大きく貢献すると思います。経験主義の臨床も、エビデンスのうえに成り立っているのが現実です。多くの歯科臨床医の歯内療法も、このガイドラインにより、国内の歯内療法の共通スタンダードとして認識され、質が高くより実践的なものであり、国民に広く提供されるものと信じています。

　この度刊行される『歯内療法診療ガイドライン』は、これまでのガイドライン作成の経験知に基づき、より洗練され、きわめて完成度の高いものになっています。委員長の強いリーダーシップの下で、ガイドライン委員会が一丸となって作成できたものです。尽力いただきました委員長、委員諸氏に敬意を表したく存じます。また、協力いただいた方々に深堪の謝意を表します。

　本ガイドラインが、日常臨床はもちろん、臨床研究や公衆衛生対策などさまざまな分野での活用が期待できます。わが国の歯内療法学が着々と進歩を遂げ、国民の健康寿命延伸につながることを願っております。

2020年2月

目 次

第1部 **歯内療法の診療ガイドラインについて** 1

1. はじめに
2. 作成の目的
3. 作成目標
4. 基本姿勢
5. 作成の経緯
6. 対 象
7. 利用者
8. 作成者
9. 作成者の利益相反（COI）
10. 資金提供者・スポンサー
11. 公開の取り組み
12. 更新の計画

第2部 **GRADE に基づく作成** 5

1. アウトカム全般に関するエビデンスの確実性を決定する
2. パネル会議の編成
3. パネル会議：推奨の方向と強さを決定する
4. 患者の希望
5. クリニカルクエスチョン（CQ）の設定
6. 外部評価
7. 外部評価者
8. 外部評価（AGREE II による評価）の結果の概要

第3部 **歯内療法の診療ガイドライン CQ1** 10

1. 対象とする患歯
2. CQ1 の背景
3. アウトカム（評価項目、指標）の設定
4. エビデンスの確実性
5. 文献の抽出

第4部 **CQ1：初回根管治療における 1回法は複数回法よりも有効か？** 12

1. アウトカムごとのエビデンスの確実性
2. パネル会議：推奨の方向と強さを決定
3. エビデンスとして採用した論文の構造化抄録
表1 ［CQ1］：エビデンスプロファイル
図1 ［CQ1］：フォレストプロット
表2 ［CQ1］：Evidence to Decision

第5部 **歯内療法の診療ガイドライン CQ2 & CQ3** 33

1. 対象とする症例
2. CQの背景
3. アウトカム（評価項目、指標）の設定
4. エビデンスの確実性
5. 文献の抽出

第6部 **CQ2：初回根管治療（生活歯と失活歯）における 処置後の鎮痛薬処方は行うべきか？** 36

1. アウトカムごとのエビデンスの確実性
2. パネル会議：推奨の方向と強さを決定
3. エビデンスとして採用した論文の構造化抄録
表1 ［CQ2］：エビデンスプロファイル
図1 ［CQ2］：フォレストプロット
表2 ［CQ2］：Evidence to Decision

第7部 **CQ3：初回根管治療（失活歯）における 処置後の抗菌薬処方は行うべきか？** 47

1. アウトカムごとのエビデンスの確実性
2. パネル会議：推奨の方向と強さを決定
3. エビデンスとして採用した論文の構造化抄録
表1 ［CQ3］：エビデンスプロファイル
図1 ［CQ3］：フォレストプロット（疼痛）
図2 ［CQ3］：フォレストプロット（腫脹）
表2 ［CQ3］：Evidence to Decision

① はじめに

　歯内療法を必要とする疾患は、主にう蝕の継発疾患である。近年、予防歯科あるいは初期のう蝕治療の分野が著しく進化し、歯髄にまで細菌感染が及ぶことが少なくなってきている。また、かつては疼痛の発現の予防という観点から、早急に抜髄処置に移行する風潮があったが、現在では「歯髄は最良の根管充填材である」との観点から、なるべく抜髄処置は行われない方向にある。しかしながら、厚生労働省が発表している日本全国社会保険診療行為の請求回数を見てみると、平成 28 年度においても抜髄処置と感染根管治療を併せて 130 万症例を超え、日本全国至る所の歯科医院でこれらの処置が多く行われていることが推察される。

　一方、現実に歯内療法を行うにあたっては、近年、優れた器材が数多く開発され臨床に供されているが、保険点数が低いことも相まって、なるべく経済的に圧迫しないようにと旧来のパターン化した治療法も混在しており、確固たるエビデンスの下に治療がなされているとは言いがたい現状にある。歯科治療の根幹をなす歯内療法は、的確な診断の下、より確実な予後が得られるような治療でなければならない。

　このような状況を鑑み、今回の歯内療法における診療ガイドライン策定が、国民、なかでも多くの治療を受けている患者、および全国の歯科医師の要求に応えうるものになることを信じており、今後、幅広い要求に応えられるような診療ガイドラインに大きく成長することを確信している。

② 作成の目的

　歯髄疾患ならびに根尖性歯周組織疾患に罹患した歯の治療を受けるにあたり、国民の QOL の向上に寄与すること、また、国民の口腔の健康増進に関与する人々を積極的に支援することを目的としている。翻ってわが国では、急速に進行する高齢化が社会問題化しているが、人々が生涯にわたって健全な口腔の機能を維持し良好な食生活を送るためには、1 本でも多くの歯を保存することの意義がきわめて大きい。国民一人一人が効率的で的確な治療を受ける権利を有しており、本診療ガイドラインはその指針の一つとなるために作成されたものである。

③ 作成目標

　患者を中心とした医療を目指すための診療ガイドラインであり、歯内療法を必要とする患者が、安心して受診できることを目標としている。医療行為には可能な限りエビデンスの確実性を示し、推奨と推奨の強さには GRADE システムにより患者の価値観と希望を反映するようにした。

④ 基本姿勢

　本診療ガイドラインは、患者および医療従事者の意思決定を支援するものであり、推奨された治療を強制するものではない。主な対象は患者および歯科医師であるが、患者の家族や歯内療法に携わる全ての

医療従事者が、さまざまな状況で歯内療法の診断・治療をめぐる医療行為を決定する局面で参照し、活用することを想定して作成した。推奨と、その根拠となる文献の具体的な関係は、本診療ガイドライン中に記載した。本診療ガイドラインの推奨の強さは、経験のある医療従事者の判断に代わるものではなく、あくまでも意思決定を支援するものであることを強調したい。また、本診療ガイドラインの内容に関しては、一般社団法人日本歯内療法学会が責任をもつが、記載した治療により生じた結果について学会が責任を負うものではない。

⑤ 作成の経緯

　新しい器材や薬剤が開発されるなかで、治療の意思決定をするための診療ガイドラインを作成することは急務であった。今回公開するCQに対する各診療ガイドラインは、国際標準の診療ガイドライン作成法であるGRADEシステムに則り作成したものである。

⑥ 対象

対象は歯髄保存処置、抜髄および再根管治療を行う永久歯である。乳歯の根管治療は対象としていない。

⑦ 利用者

利用者は患者とその家族、歯科医師および医療従事者である。

⑧ 作成者

作成は、一般社団法人日本歯内療法学会ガイドライン委員会が行った。

委員長
古澤 成博 ： 東京歯科大学歯内療法学講座 教授
　　　　　　（日本歯内療法学会 歯内療法専門医・指導医、日本歯科保存学会 歯科保存治療専門医・指導医、
　　　　　　日本顕微鏡歯科学会 顕微鏡歯科治療認定医）

副委員長
澤田 則宏 ： 医）エスアンドシー 澤田デンタルオフィス
　　　　　　東京医科歯科大学大学院医歯学総合研究科歯髄生物学分野 非常勤講師
　　　　　　（日本歯内療法学会 歯内療法専門医・指導医、日本歯科保存学会 歯科保存治療専門医、
　　　　　　日本顕微鏡歯科学会 顕微鏡歯科治療認定指導医）

委員
今泉 一郎 ： 愛知学院大学歯学部歯内治療学講座 講師
　　　　　　（日本歯内療法学会 歯内療法専門医、日本歯科保存学会 歯科保存治療専門医）
末原 正崇 ： 東京歯科大学歯内療法学講座 非常勤講師

田中　利典 ： 医）KHI 川勝歯科医院
　　　　　　東北大学大学院歯学研究科口腔修復学講座歯科保存学分野　非常勤講師
　　　　　　（日本歯内療法学会 歯内療法専門医、米国歯内療法専門医、日本歯科保存学会 歯科保存治療
　　　　　　認定医）
増田　宜子 ： 松本歯科大学歯科保存学講座（歯内）　教授
　　　　　　（日本歯内療法学会 歯内療法専門医・指導医、日本歯科保存学会 歯科保存治療専門医・指導医）
村松　　敬 ： 東京歯科大学保存修復学講座　教授
　　　　　　（日本歯科保存学会 歯科保存治療専門医・指導医、日本病理学会 口腔病理専門医・指導医）
八幡　祥生 ： 東北大学大学院歯学研究科口腔修復学講座歯科保存学分野　助教
　　　　　　（日本歯科保存学会 歯科保存治療専門医）
横瀬　敏志 ： 明海大学機能保存回復学講座　教授
　　　　　　（日本歯内療法学会 歯内療法専門医・指導医、日本歯科保存学会 歯科保存治療専門医・指導医）
吉岡　俊彦 ： 吉岡デンタルキュア
　　　　　　東京医科歯科大学大学院医歯学総合研究科歯髄生物学分野　非常勤講師
　　　　　　（日本歯内療法学会 歯内療法専門医）
湯浅　秀道 ： 豊橋医療センター歯科口腔外科　医長
　　　　　　（診療ガイドラインアドバイザー、日本口腔外科学会 口腔外科専門医・指導医）

　本委員会の現時点での構成員は、日本歯内療法学会会員 10 名と、診療ガイドラインアドバイザー 1 名である。本診療ガイドラインは、2014 年 11 月から 2019 年 7 月までに開催された 18 回の委員会および 1 回のパネル会議の成果に基づき作成された。

⑨ 作成者の利益相反（COI）

　委員会には、行った研究が当該診療ガイドラインの扱うテーマに関連する委員はいなかった。本診療ガイドライン作成においては、全ての作成委員にアカデミック COI および経済的 COI について、一般社団法人日本歯内療法学会が定めるところの開示すべき利益相反はない。

⑩ 資金提供者・スポンサー

　本診療ガイドラインは、すべて一般社団法人日本歯内療法学会の事業費によって作成された。本診療ガイドラインの作成に際し、学会賛助会員を含め歯科材料メーカーや製薬会社など企業からの資金援助は受けていない。

⑪ 公開の取り組み

　本診療ガイドラインについては、各 CQ に対する推奨が確定した時点で、随時学会ホームページに無料公開し、最終的に書籍として出版する予定である。さらに、セミナーやシンポジウムを開催し普及に努める。今後は診療ガイドラインの活用を推進するために簡易版が必要と考えている。

⑫ 更新の計画

　今後、本診療ガイドラインは、新たなエビデンスを反映させ、学術の進歩・発展、社会の要請に対応してその内容に検討を加え、4〜5年ごとに更新するものとする。なお、更新の期間については、歯科臨床医療の変化に応じて適宜、短縮・延長を検討する。本委員会は、本診療ガイドラインの公開後、新しく発表されるエビデンスを系統的に把握し、更新時の資料を収集する。本診療ガイドラインの部分的更新が必要になった場合には、学会ホームページに掲載する。

第2部　GRADE に基づく作成

① アウトカム全般に関するエビデンスの確実性を決定する

　パネル会議において推奨の強さを決めるにあたり、CQ に関わるアウトカム全般のエビデンスの確実性を一つに決定した。GRADE システムでアウトカム全般のエビデンスの確実性を決める場合には、重大なアウトカムに着目し、それら重大なアウトカムが患者にとって全て同じ方向（利益あるいは害になる方向）を示している場合、重大なアウトカムに関するエビデンスの確実性のなかで最も高いものを、一方重大なアウトカムがそれぞれ異なる方向（利益と害）を示す場合は、そのなかで最も低いものを、重大なアウトカム全般のエビデンスとし、これをアウトカムの全体的なエビデンスの確実性とした。

② パネル会議の編成

　診療ガイドラインパネルのメンバー全員は、診療ガイドラインで言及される臨床試験への関与や、利益相反がないことを前提に選出された。診療ガイドラインパネルは、外部の専門家、医療関係者、一般の消費者などから構成され、診療ガイドライン作成の際の推奨および推奨度の判断において、診療ガイドライン作成過程の透明性、厳格さ、適時性、資源の活用、さらにその医療を受ける患者の立場から意向や価値観などを評価、判定する。つまり、ある特定の治療について、その利益がリスク、不便さなどに対してどのように位置付けられるかをさまざまな視点から検討し、治療の推奨および推奨度を判定する。本診療ガイドライン作成にあたっては、GRADE システムに則り、以下のパネルメンバー全員の出席により１日の診療ガイドラインパネル会議を実施する。

パネル会議メンバー（敬称略）

五十嵐　俊：横浜市立市民病院薬剤部
石田　　瞭：東京歯科大学口腔健康科学講座摂食嚥下リハビリテーション研究室　教授
小林　　香：小林歯科クリニック　院長
都竹　尚美：患者代表
村瀬　仁美：東京歯科大学水道橋病院保存科　歯科衛生士
吉田　　隆：埼玉県立大学保険医療福祉学部健康開発学科口腔保健科学専攻　教授
古澤　成博：本ガイドライン委員会　委員長
澤田　則宏：本ガイドライン委員会　副委員長

③ パネル会議：推奨の方向と強さを決定する

　CQ に対して推奨の方向と強さを決めるにあたり、パネル会議はアウトカム全般のエビデンスの確実性と、患者の価値観などの要因とを総合的に検討した。もし、パネルによって推奨の方向や強さが異なった場合は、再度討論し、最終的には無記名投票により 2/3 以上の支持を得た推奨の方向と強さを、パネル会議の総意として決定した。

④ 患者の希望

　医療現場での意思決定は、エビデンスや推奨、医療者の経験・専門性、そして患者の希望および価値観を包括的に勘案して行われる必要があることは明らかである。本診療ガイドラインにおける推奨の決定に際しては、GRADE システムに従って作成されており、診療ガイドラインパネル会議において患者をはじめとするパネルの価値観と希望を反映させた。

⑤ クリニカルクエスチョン（CQ）の設定

　CQ の設定は、診療ガイドラインの方向を決定づける重要なプロセスである。今回は、日本歯内療法学会ガイドライン委員会のなかで協議し、設定した。しかし、本来 CQ は、一般の臨床家、関連領域の専門家、患者などさらに広くから意見を収集するべきものである。これについては次回更新時に取り組む予定である。

⑥ 外部評価

　本診療ガイドラインは、公開に先立ち、本学会の全理事から意見収集を行い、同時に草案全体について外部評価を受けた。外部評価者は診療ガイドライン作成専門家である歯科医師とし、評価ツールについては AGREE II を使用した。評価は、「対象と目的」「利害関係者の参加」「作成の厳密さ」「提示の明確さ」「適用可能性」「編集の独立性」の 6 領域と「全体評価」について行った。

⑦ 外部評価者

豊島　義博 ： Minds 診療ガイドライン作成支援部会委員
　　　　　　　コクランジャパン member
　　　　　　　鶴見大学探索歯学教室　非常勤講師
蓮池　　聡 ： 日本大学歯学部歯科保存学第Ⅲ講座 助教
　　　　　　　日本歯周病学会認定歯周病専門医
　　　　　　　日本歯科保存学会歯科保存治療認定医

五十音順（敬称略）

外部評価（AGREE II による評価）の結果の概要

評価者 1

診療ガイドライン　AGREE Reporting Checklist 2016 日本語訳

項目	得点	コメント
領域 1. 対象と目的		
1. 目的 ガイドライン全体の目的が記載されている。臨床上の問題や健康上の課題に対して、ガイドラインから期待される健康上の利益が具体的に提示されている。	5	"歯の保存の意義" という観点から書かれているが、これと CQ との関係性が説明されていない。
2. 健康上の問題 特に重要な推奨に関して、ガイドラインに含まれる健康上の問題が詳細に記載されている。	5	同上。全体の意義から個別の CQ・推奨に至る道筋が示されているとよかった。分析的枠組み・Analytic framework など。
3. 対象集団 ガイドラインの適用が想定される対象集団（患者、一般市民など）が記載されている。	7	記載されている。
領域 2. 利害関係者の参加		
4. ガイドライン作成グループのメンバー ガイドライン作成に関わった全ての者が記載されている。これには統括委員会の構成員、エビデンスの選択・レビュー・評価に関わった研究チーム、最終的な推奨を作成した者などが含まれる。	5	ガイドライン作成グループ内でのメンバーの役割に関する記載がない。
5. 対象集団の希望や価値観 対象集団の価値観や希望がどのように調べられたのか、最終的な結果はどうであったのかが記載されている。	3	ごくわずかしか記載がない。
6. 利用対象者 対象とする（または想定する）ガイドラインの利用者が記載されている。	7	記載がある。
領域 3. 作成の厳密さ		
7. エビデンスの検索方法 エビデンスの検索方法が詳細に記載されている。	5	CQ によって記載の詳細度が異なる。CQ1 においてどのように SR を検索したかが書かれていない。SR 出版後に出された一次研究に関しては検索を行っていないのか？
8. エビデンスの選択基準 エビデンスの選択（採択および除外）に用いた基準が記載されている。該当するならば、根拠が示されている。	3	記載が不十分である。SR の選択基準に従ったのであれば、その詳細も記載するべきだと思う。
9. エビデンスの強固さと限界 エビデンスの強固さと限界が記載されている。個々の研究と、全ての研究を統合したエビデンス総体の視点から考慮されている。このコンセプトの報告を促進するツールが存在する。	7	記載されている。
10. 推奨の作成 推奨文を作成するために使用された方法、最終的な決定に至った経緯が記載されている。意見が一致しなかった部分やその解決法が明記されている。	7	記載されている。
11. 利益と害の考慮 推奨文作成の際に考慮された健康上の利益、副作用、リスクが記載されている。	7	記載されている。
12. 推奨とエビデンスの対応 推奨とその根拠とするエビデンスとの関連が明確に記載されている。	7	記載されている。
13. 外部評価 外部評価に用いられた方法が記載されている。	7	記載されている。
14. 改訂手続き ガイドラインの改訂手続きが記載されている。	7	記載されている。
領域 4. 提示の明確さ		
15. 具体的で曖昧でない推奨 エビデンス総体に基づいて、どの選択肢が、どのような状況、どのような対象集団に適切であるか記載されている。	7	記載されている。

項目	得点	コメント
16. 選択肢 患者の状態や健康上の問題に応じて、異なる選択肢が記載されている。	4	ほとんど記載されていない。
17. 見つけやすい推奨 重要な推奨が容易に見つけられるように示されている。	7	十分に見つけやすい。
領域 5. 適用可能性		
18. 適用の促進要因と阻害要因 ガイドラインの適用にあたっての促進要因と阻害要因が記載されている。	3	記載が不十分である。
19. 適用の助言／ツール どのように推奨を適用するかについての助言・ツールが提供されている。	3	記載が不十分である。
20. 資源の影響 推奨の適用に対する潜在的な資源の影響が記載されている。	3	記載が不十分である。
21. モニタリングや監査のための基準 ガイドラインの推奨がどれくらい適用されているか測定するためのモニタリングや監査の基準が提供されている。	3	記載が不十分である。
領域 6. 編集の独立性		
22. 資金提供者 ガイドラインの内容への資金提供者の影響が記載されている。	7	記載がみられる。
23. 利益相反 グループの全メンバーについて利益相反があるかどうか明記されている。	6	記載がみられるが、不十分である。
このガイドライン全体の質を点数でご評価ください。	5 点	
このガイドラインの使用を推奨するか否かを点数でご表示ください。	推奨する：3 点	

評価者 2

診療ガイドライン　AGREE Reporting Checklist 2016 日本語訳

項目	得点	コメント
領域 1. 対象と目的		
1. 目的 ガイドライン全体の目的が記載されている。臨床上の問題や健康上の課題に対して、ガイドラインから期待される健康上の利益が具体的に提示されている。	7	患者にも向けているのは素晴らしい。抜髄（根管治療）診断などの説明があると患者としてはより利用しやすい。抜髄（根管治療）を受けるべきか、消炎鎮痛薬などでの経過観察ではダメなのかは、患者としてはまず知りたいのではないか？
2. 健康上の問題 特に重要な推奨に関して、ガイドラインに含まれる健康上の問題が詳細に記載されている。	7	
3. 対象集団 ガイドラインの適用が想定される対象集団（患者、一般市民など）が記載されている。	6	症状、合併症（妊娠、糖尿病など）、年令等記載。
領域 2. 利害関係者の参加		
4. ガイドライン作成グループのメンバー ガイドライン作成に関わった全ての者が記載されている。これには統括委員会の構成員、エビデンスの選択・レビュー・評価に関わった研究チーム、最終的な推奨を作成した者などが含まれる。	7	
5. 対象集団の希望や価値観 対象集団の価値観や希望がどのように調べられたのか、最終的な結果はどうであったのかが記載されている。	7	
6. 利用対象者 対象とする（または想定する）ガイドラインの利用者が記載されている。	7	

項目	得点	コメント
領域 3.　作成の厳密さ		
7.　エビデンスの検索方法 エビデンスの検索方法が詳細に記載されている。	4	CQ1 では、Clib2 編の検索用語を参照して、PubMed、EMBASE の検索は追加してほしかった。採用論文の期間（最終日）は明示してほしい。それ以降の Publish を利用者が追加検討しやすい。CQ.2.3 では、その点は満たされているので一貫性がほしい。 CQ1 では SR2 編の基準をまとめて記載してほしい。
8.　エビデンスの選択基準 エビデンスの選択（採択および除外）に用いた基準が記載されている。該当するならば、根拠が示されている。	5	
9.　エビデンスの強固さと限界 エビデンスの強固さと限界が記載されている。個々の研究と、全ての研究を統合したエビデンス総体の視点から考慮されている。このコンセプトの報告を促進するツールが存在する。	7	
10.　推奨の作成 推奨文を作成するために使用された方法、最終的な決定に至った経緯が記載されている。意見が一致しなかった部分やその解決法が明記されている。	6	弱い推奨では、投票結果だけではなく、議論のポイントも示していただいたほうが利用しやすい。
11.　利益と害の考慮 推奨文作成の際に考慮された健康上の利益、副作用、リスクが記載されている。	6	
12.　推奨とエビデンスの対応 推奨とその根拠とするエビデンスとの関連が明確に記載されている。	7	
13.　外部評価 外部評価に用いられた方法が記載されている。	6	
14.　改訂手続き ガイドラインの改訂手続きが記載されている。	6	弱い推奨では、今後推奨変更の可能性を内包する。利用者が、判断しやすいように改訂の方法の詳細を示すのが親切と思われる。
領域 4.　提示の明確さ		
15.　具体的で曖昧でない推奨 エビデンス総体に基づいて、どの選択肢が、どのような状況、どのような対象集団に適切であるか記載されている。	6	
16.　選択肢 患者の状態や健康上の問題に応じて、異なる選択肢が記載されている。	3	妊娠、DM など合併症、要介護者などについての留意があれば、患者家族としてはより使いやすくなる。
17.　見つけやすい推奨 重要な推奨が容易に見つけられるように示されている。	5	患者家族利用を目指すなら、フローチャートなど図示は必要である。次回以降に期待する。
領域 5.　適用可能性		
18.　適用の促進要因と阻害要因 ガイドラインの適用にあたっての促進要因と阻害要因が記載されている。	5	
19.　適用の助言／ツール どのように推奨を適用するかについての助言・ツールが提供されている。	3	NICE などで行われている、患者用サマリー PDF や、パンフレットを是非制作してほしい。
20.　資源の影響 推奨の適用に対する潜在的な資源の影響が記載されている。	4	
21.　モニタリングや監査のための基準 ガイドラインの推奨がどれくらい適用されているか測定するためのモニタリングや監査の基準が提供されている。	1	
領域 6.　編集の独立性		
22.　資金提供者 ガイドラインの内容への資金提供者の影響が記載されている。	7	
23.　利益相反 グループの全メンバーについて利益相反があるかどうか明記されている。	7	
このガイドライン全体の質を点数でご評価ください。	6 点	
このガイドラインの使用を推奨するか否かを点数でご表示ください。	推奨する（条件付き）：2 点	

CQ1 初回根管治療における1回法は複数回法よりも有効か？

推奨 初回根管治療（未処置の根管に対する根管治療）において、複数回法より1回法の根管治療を弱く推奨する
（エビデンスの確実性：低　推奨の強さ：弱い推奨）。

■備考　「推奨」は、治療方法を強制するものではない。症例、治療に要する時間、患者の希望、術者の技量などを考え、症例ごとに選択するべきである。

いずれの根管治療においても、ラバーダム・使用器具の滅菌・緊密な仮封などの術中術後の感染予防が確実に行われていること、十分な時間を確保して行うことなどが前提である。

1回法における処置時間の長さ、複数回法の実際の回数や治療中断の危険性なども検討して選択すべきである。

生活歯・失活歯の違いや術前の臨床症状などベースラインリスクによる効果に差が生じる可能性があるので、今後検討が必要と考えられる。

① 対象とする患歯

本診療ガイドラインが対象とする症例は、抜髄または感染根管治療などの未処置の根管に対する根管治療が必要な永久歯である。根管治療は、患歯歯髄の生活性が保たれている「生活歯」と、壊死など生活性が失われた「失活歯」を対象とする治療に大別される。失活歯の治療は、広義には過去に根管治療の既往があり、再治療を必要とする歯も含まれる。しかし、本CQ1においては失活歯の治療に再治療は含まず、未処置の根管治療のみを対象とした。

② CQ1の背景

根管治療は、複数回の治療が必要とされてきた。一方、材料や治療技術の進歩により治療効率が高められ、根管治療開始から根管充塡までを単一の診療回で行う1回法の根管治療が確立されつつある。治療回数が減ることにより、術者の治療効率の向上のみならず、治療途中で通院が中断するなどの危険性を減らすことができるが、効率を重視することが、治療による有害事象の発生とトレードオフであってはならない。これまで1回法は術後疼痛の発現頻度が高いことや、根管貼薬を行わないため根管内からの細菌除去効果が十分ではない可能性が指摘されている。現状では、1回法または複数回法の選択は、各臨床医の判断に委ねられている。本CQ1では、1回法と複数回法の治療効果を比較した報告から、その有効性を検討した。

根管内の状態について、生活歯と失活歯とでは異なる。しかしながら現時点でのエビデンスでは、臨床判断に対して明確に分けることができなかったため、術前の状態によらず「未処置の根管に対する根管治療」を対象とした。今後、研究が増えるとともに、生活歯と失活歯とに分けてガイドラインを策定できることが望ましい。

③　アウトカム（評価項目、指標）の設定

「CQ1：未処置の根管に対する根管治療において 1 回法は有効か？」に対するアウトカムとして、以下を設定した。
1) 歯内療法の失敗による抜歯（**重大：アウトカム①**）
2) エックス線評価による失敗（**重大：アウトカム②**）
3) 術後痛（根管充塡後 72 時間以内）（**重要：アウトカム③**）
4) 術後痛（根管充塡 1 週間後）（**重要：アウトカム④**）
5) 腫脹・フレアアップ（**重要：アウトカム⑤**）

④　エビデンスの確実性

　アウトカムごとに複数の研究結果を横断的に統合し、GRADE システムに従ってエビデンスの確実性を「高」「中」「低」「非常に低」の 4 段階で評価した。さらに統合した結果の要約と効果推定値を示し、エビデンスプロファイルとしてまとめた（p.26　第 4 部　**表 1** 参照）。以上の資料をまとめ、パネル会議に提出した。なお、アウトカムに対するエビデンスの確実性は、複数の研究結果を統合することによって、より信頼性の高いものとなる。しかしながら、内容的に同じ研究であってもデータが症例数で示されている場合と、「平均値±標準偏差」で示されている場合とがある。このようにデータの表示法が異なる研究を統合することはできないので、別々に評価することになる。ただし、「平均値±標準偏差」のデータから症例数が算出できる場合は、「2x2 分割表」で他の研究と統合し評価することを試みた。

⑤　文献の抽出

CQ1：未処置の根管に対する根管治療において 1 回法は有効か？

　今回の診療ガイドライン作成に関して、Cochrane Library に収載されている Manfredi et al. 2016 と Schwendicke and Göstemeyer 2017 の 2 つのシステマティックレビュー（SR）に共通して採用されている論文を採用とした。また、いずれかの SR に明確な除外理由があるものは不採用とし、明確な理由がなく除外されているものについては再検討し採否を判断した。その結果、20 編を採択した。

第4部

CQ1：初回根管治療における 1回法は複数回法よりも有効か？

① アウトカムごとのエビデンスの確実性

1）アウトカム① 歯内療法の失敗による抜歯

根管治療の失敗による最も大きな有害事象は、治療歯の抜歯である。したがって本診療ガイドラインでは、根管治療の失敗による抜歯を重大なアウトカムと設定した。1回法と複数回法の根管治療の比較を行った研究のうち、アウトカムとして抜歯の記載があるRCTが1本あったが、論文中の抜歯の原因を精査したところ、破折やう蝕との記載があり、根管治療の失敗が直接関与しているといえず、本CQ1には該当しないと判断し、エビデンスの確実性の評価は行わなかった。

2）アウトカム② エックス線評価による失敗

根管治療の成否を可視化するためには、エックス線による患歯の評価が必須となる。エックス線評価をアウトカムとする11研究が該当した。

CQ1の臨床の疑問は「未処置の根管に対する根管治療において1回法は、複数回法に比較し、エックス線評価による失敗を防ぐことができるか？」であり、1回法では失敗が少なくなる傾向が示された（RD18少ない／1000、95%CI：51少ない～26多い）。対象となる研究の割付が不明瞭な論文が多いこと、効果推定値の信頼区間の上限と下限が「臨床決断の閾値」をまたぐことから、2段階グレードダウンすることとした（エビデンスの確実性「低」）。

補足：エックス線評価による失敗は、生活歯と失活歯を対象に分けることが可能であった。生活歯については1回法で失敗が多くなる傾向が示された（RD13多い／1000、95%CI：27少ない～110多い）。一方、失活歯については1回法で失敗が少ない傾向が示され（RD28少ない／1000、95%CI：67少ない～26多い）、相反する結果となった。フォレストプロットを確認すると（p.27-28 **図1**参照）、生活歯において対象となる研究が2論文ながら、Gesi2006の重みが91.2%であり、本論文の結果に大きく影響を受けていること、そのなかで推定値の信頼区間は0をまたいでいるため、失活歯と合算して影響を調べたところ、全体の効果として、1回法では失敗が多くなり（RD18少ない／1000、95%CI：51少ない～26多い）、生活歯での結果の信頼性が不明と判断し、生活歯と失活歯を合算することとした。そこで重大なアウトカムであるエックス線評価による失敗について、生活歯と失活歯で合算することから、本CQ1は生活歯と失活歯を区別せずにガイドラインの作成を行った。

3）アウトカム③ 術後痛（根管充填後72時間以内）

1回法の根管治療は、複数回法に比較して1回の治療で行う工程が多く、より多くの侵害刺激を患者に与える可能性がある。そこで、根管治療後の痛み、特に根管充填後の痛みをアウトカムに設定した。根管充填後の痛みは、術直後から数日のみ生じて比較的早期に消失するものと、数週間～数カ月にわたって持続するものとに分類することができる。適切な根管治療が行われているにもかかわらず、痛みが数カ月間持続する場合は、非歯原性の要因も考慮する必要があるため、今回の診療ガイドラインでは、術後数日間（根管充填後72時間以内）の痛みを評価するアウトカムと、術後1週間の痛みを評価するアウトカムの2つを設定した。

術後比較的早期の疼痛を根管充塡後 72 時間以内と設定し、アウトカム③とした。

CQ1 の臨床の疑問は「未処置の根管に対する根管治療において 1 回法は、複数回法に比較し、72 時間以内の疼痛を減らすことができるか？」であり、1 回法では少ない傾向を認めた（RD13 少ない／ 1000、95%CI：75 少ない〜 61 多い）。対象となる研究の割付が不明瞭な論文が多いこと、効果推定値の信頼区間の上限と下限が「臨床決断の閾値」をまたぐことから、2 段階グレードダウンすることとした（エビデンスの確実性「低」）。

4）アウトカム④　術後痛（根管充塡 1 週間後）

根管充塡後 72 時間以内の術後痛に続き、1 週間後の術後痛をアウトカムとして設定した。

CQ1 の臨床の疑問は「未処置の根管に対する根管治療において 1 回法は、複数回法に比較し、根管充塡 1 週間後の疼痛を減らすことができるか？」であり、1 回法で多い傾向を認めた（RD65 多い／ 1000、95%CI：8 少ない〜 172 多い）。対象となる研究の割付が不明瞭な論文が多いこと、効果推定値の信頼区間の上限と下限が「臨床決断の閾値」をまたぐことから、2 段階グレードダウンすることとした（エビデンスの確実性「低」）。

5）アウトカム⑤　腫脹・フレアアップ

1 回法は治療あたりの工程が多く、患者に与える侵害刺激が多くなる可能性がある。根管治療の術中に、根管内の感染物質や起炎物質が根尖孔外に溢出すること、根管内環境を急激に変化させることで、宿主・寄生体関係のバランスが破壊され、一過性に炎症が強く生じることがある。通常は腫脹と疼痛を伴い、これらを統合した呼称として「フレアアップ」という用語が用いられる。この腫脹・フレアアップの発生頻度をアウトカム⑤に設定した。

CQ1 の臨床の疑問は「未処置の根管に対する根管治療において 1 回法は、複数回法に比較し、腫脹・フレアアップの発生頻度を減らすことができるか？」であり、1 回法で腫脹・フレアアップは多く観察される傾向を認めた（RD29 多い／ 1000、95%CI：27 少ない〜 146 多い）。対象となる研究の割付が不明瞭な論文が多いこと、効果推定値の信頼区間の上限と下限が「臨床決断の閾値」をまたぐことから、2 段階グレードダウンすることとした（エビデンスの確実性「低」）。

② パネル会議：推奨の方向と強さを決定

CQ1 に対して推奨の方向と強さを決めるにあたり、パネル会議はアウトカム全般のエビデンスの確実性と、患者の価値観などの要因とを総合的に検討した。もし、パネルによって推奨の方向や強さが異なった場合は、再度討論し、最終的には無記名投票により 2/3 以上の支持を得た推奨の方向と強さを、パネル会議の総意として決定した。

1）エビデンスの要約

根管治療において 1 回法と複数回法を選択することが治療の予後に与える影響のうち、抜歯に至る可能性を調べた論文はなかった。また、エックス線評価により治療成績の評価を行ったランダム比較試験は 11 編該当し、点推定値においては 1 回法が有意となる傾向が示された。

また、術後痛と腫脹・フレアアップについては、「72 時間以内の術後痛」では 1 回法が少なく、「1 週間後の術後疼痛」と「腫脹・フレアアップ」では 1 回法で多くみられる傾向が示された。

2) アウトカム全般に関するエビデンスの確実性はどうか

　GRADE システムにより、複数のアウトカムのうち、「重大」に該当するアウトカムのみにて、全体の質を評価することになる。重大なアウトカムは、歯内療法の失敗による抜歯（アウトカム①）とエックス線評価による失敗（アウトカム②）である。アウトカム①該当論文はなかった。一方、アウトカム②について、非一貫性（I^2=11%）、非直接性は深刻でないが、対象となる研究の割付が不明瞭な論文が多いこと、効果推定値の信頼区間の上限と下限が「臨床決断の閾値」をまたぐことから 2 段階グレードダウンし、エビデンスの確実性は「低」とした。

　以上からアウトカム全般に関するエビデンスの確実性は「低」であると判断した。

3) 患者の価値観や意向はどうか（価値観や意向にばらつきはないか）

　患者にとって、同じ治療効果が得られるのであれば、治療時間が短縮すること、歯科医院への通院回数が減ることは、利益となる。本診療ガイドラインで採用した論文のうち Wang らは、1 回法と複数回法の治療時間を比較し、1 回法が有意に短かったことを報告している。また、本診療ガイドラインの採用論文には含まれていないが、Vela らの米国における患者へのアンケート調査によれば、成功率がほぼ同等であれば多くの患者が 1 回法治療を望むことが示されている（**右図**）。

　術後痛や腫脹・フレアアップに関しては、術前または術後に痛みについてしっかり説明することで、予測される痛みに対してある程度許容される可能性がある。そのうえで、通院回数、痛みよりも根管治療の成功、ひいては歯の保存への要求が高いと考えられる。

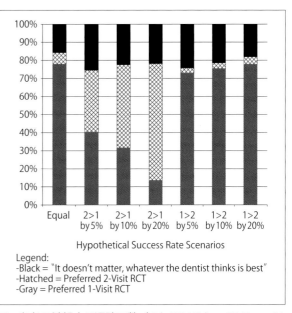

図　患者の希望する通院回数（Vela KC, Walton RE, Trope M, Windschitl P, Caplan DJ. Patient preferences regarding 1-visit versus 2-visit root canal therapy. J Endod 2012;38(10):1322-1325. より転載）

4) 患者の望む効果と望まない効果との差（患者にとって正味の利益）、コスト（消費される資源は期待される利益に見合っているか）

　重大なアウトカムを鑑みると、根管治療の成功率が高くなる可能性が示唆されている 1 回法は有効と考えられるが、そのエビデンスの確実性は高くない。一方、術後痛や腫脹・フレアアップの発現は、1 回法に多くみられる傾向があるが、正味の利益と考える根管治療の成功に比較し、その意義は小さい。

　1 回法を選択するための資源として、診療工程の手順が多くなるため、複数回法に比較して十分な診療時間を確保する必要がある可能性がある。また、実際の根管内の状況、術前の状態など、1 回法の実施について臨床判断が重要となる場合が多く、全てに適応可能とは言えない。考慮するべきコストについては、わが国における歯科保険点数を鑑みたとき、治療に要する時間に相当する診療報酬が設定されているとは言いがたい。しかしながら、保険診療における根管貼薬や、診療ごとに必要な重複される臨床手技（ラバーダム防湿、仮封など）に費やす時間など複合的に考えると、たとえ診療時間が長くなったとしても、1 回法

を選択するメリットはある。ただし、限られた治療時間において治療の質をトレードオフすることはあってはならず、1 回法治療の実施にあたっては注意を要する。

　また 1 回法については、治療に特別な技術が要求されるわけではないものの、大学教育等で積極的に採用されている標準治療とはいえず、治療を選択するための環境整備には考慮する必要がある。

5）推奨のグレーディング

　患者にとって重大なアウトカムのエビデンスの確実性は「低」である。

6）ガイドラインパネルの投票結果

　CQ1：2/3 以上のパネルが「1 回法の根管治療を行うことを弱く推奨する」を支持した。

③　エビデンスとして採用した論文の構造化抄録

Mulhern 1982（術後痛　72 時間以内、術後痛　1 週間後、腫脹・フレアアップ）
Incidence of postoperative pain after one-appointment endodontic treatment of asymptomatic pulpal necrosis in single-rooted teeth. Mulhern JM, Patterson SS, Newton CW, Ringel AM. *Journal of Endodontics* 1982;**8**(8): 370–5.

●目　的	失活歯の 1 回および複数回の歯内療法後の術後疼痛の発生率を評価すること。
●研究デザイン	ランダム化比較試験
●研究施設	記載なし　United states
●対　象	無症状の失活歯　単根 60 歯　1 回法 30 歯　複数回法 30 歯　男性 29 人、女性 31 人、13 〜 75 歳
●主要評価項目	48 時間後（質問票による）および 1 週間後の臨床的な診査で評価された。
●介　入	1 回法　複数回法（無貼薬）　3 回目で根管充塡
●結　果	1 回法では、8 人の患者が疼痛を経験し、複数回法では、12 人であった。両群とも、1 週間後の疼痛発生率は低く、有意差は認められなかった。
●結　論	**1 回法と複数回法の間には、痛みの発生率に有意な差は認められなかった。**

Albashaireh 1998（術後痛　72 時間以内）
Postobturation pain after single- and multiple-visit endodontic therapy. A prospective study. Albashaireh ZS, Alnegrish AS. *Journal of Dentistry* 1998;**26**(3):227–32.

●目　的	1 回法および複数回法の根管充塡後の疼痛の発生率における有意差を評価することである。
●研究デザイン	ランダム化比較試験
●研究施設	Jordan University of Science and Technology, Irbid, Jordan

●対象	15歳〜65歳の291人　歯根が完全に完成しているもので、歯種は問わない。グループ1：142本　グループ2：149本
●主要評価項目	術後1日目および30日目の疼痛の発生率および程度を4段階で評価した。1＝疼痛なし、2＝わずかな疼痛、3＝中程度の疼痛、4＝重度の疼痛
●介入	1回法、複数回法（次回予約までの間は無貼薬）
●結果	疼痛発生率は1回法において術直後24時間は有意に少ない。術後30日目では、疼痛分類（軽度、中等度、重度）で特定の傾向や有意差は認められなかった。
●結論	**疼痛は複数回法で統計学的に有意に高く、失活歯の治療と有意に関連していた。**

Trope 1999 （エックス線評価による失敗）

Endodontic treatment of teeth with apical periodontitis: single vs. multivisit treatment. Trope M, Delano EO, Orstavik D. *Journal of Endodontics* 1999;**25**(5):345–50.

●目的	1回法または水酸化カルシウムを貼薬した2回法において根尖性歯周炎を伴う歯のエックス線的な治癒を評価することである。
●研究デザイン	ランダム化比較試験
●研究施設	School of Dentistry, University of North Carolina, USA
●対象	81人の患者の歯数102本（男性27人、女性54人、平均年齢44.6歳、年齢19〜79歳）。エックス線写真において根尖性歯周炎の存在が確認できる単根歯または多根歯
●主要評価項目	PAI指数を使用して、根尖部周囲の状態の違いを治療開始から52週間の追跡調査まで比較した。
●介入	1回法、2回法（無貼薬または水酸化カルシウム貼薬して1週後に根管充填）グループ1：1回法　グループ2：2回法（無貼薬）　グループ3：2回法（水酸化カルシム貼薬）
●結果	全群において、根尖部周囲の状態は52週後に有意に改善した。水酸化カルシム貼薬群（74%）が最も改善した。根管充填前の水酸化カルシウム貼薬の消毒作用は、1回法（64%）と比較して治癒率が10%増加した。無貼薬群は明らかに劣った治癒を示した。
●結論	**全群間で有意な差は認められなかった。水酸化カルシウム貼薬群が最も良好な治癒を示したが、有意差を示すためには何百人もの患者の大規模な実験群が必要であることが示された。**

Weiger 2000 （エックス線評価による失敗）

Influence of calcium hydroxide intracanal dressings on the prognosis of teeth with endodontically induced periapical lesions. Weiger R, Rosendahl R, Löst C. *International Endodontic Journal* 2000;**33**(3):219–26.

●目的	1回法または2回法において根尖性歯周炎を伴う歯のエックス線的な治癒を評価して水酸化カルシウムの影響を調査することである。

● 研究デザイン	ランダム化比較試験
● 研究施設	Department of Conservative Dentistry, University of Tubingen, Germany
● 対象	67 人（男性 30 人、女性 37 人、平均年齢 38 歳：11 ～ 84 歳）エックス線写真において根尖性歯周炎が確認できる失活歯
● 主要評価項目	成功または失敗の基準は、完全治癒、不完全治癒、治癒なしであった。エックス線写真は、拡大鏡とライトボックスを使用して研究に参加した歯科医によって判断された。
● 介入	グループ 1：1 回法　グループ 2：2 回法（水酸化カルシウムを 7 ～ 47 日間貼薬された）
● 結果	根尖部歯周組織の完全治癒が起こる可能性は、観察期間の長さとともに連続的に増加した。両治療群において、根管治療が 5 年の観察期間内に成功をもたらす可能性は 90% を超えた。2 つの治療群間に有意な差は認められなかった。
● 結論	**1 回法は、水酸化カルシウムを使用した場合の 2 回法と同様な根尖部治癒のための好ましい環境条件を作り出した。1 回法は、根管からの病変に関連した失活歯の 2 回法の代替療法として容認できる。**

DiRenzo 2002 （腫脹・フレアアップ）

Postoperative pain after 1- and 2-visit root canal therapy. DiRenzo A, Gresla T, Johnson BR, Rogers M, Tucker D, BeGole EA. *Oral Surgery, Oral Medicine, Oral Pathology, Oral Radiology, and Endodontics* 2002;**93**(5):605–10.

● 目的	1 回法および 2 回法における根管治療後の術後疼痛に影響を与える因子を評価すること。
● 研究デザイン	ランダム化比較試験
● 研究施設	Endodontics clinic of the University of Illinois, USA
● 対象	永久臼歯の根管治療を必要とする 72 人の患者（性別不明、平均年齢不明、生活歯および失活歯） グループ 1（1 回法）：39 歯　グループ 2（2 回法）：33 歯
● 主要評価項目	根管治療後の疼痛は、6、12、24、48 時間後に VAS を用いて評価した。フレアアップは、抗菌薬や鎮痛薬を必要する腫脹として評価した。
● 介入	1 回法　2 回法
● 結果	根管治療後の疼痛は、1 回法と 2 回法の間でいずれの期間においても有意な差は認められなかった。
● 結論	**1 回法と 2 回法において両群間に術後疼痛に差は認められなかった。両グループの大多数の患者は、治療後 24 ～ 48 時間以内に疼痛はないか、最小限の痛みのみであった。**

Peters 2002 （エックス線評価による失敗）

Periapical healing of endodontically treated teeth in one and two visits obturated in the presence or absence of detectable microorganisms. Peters LB, Wesselink PR. *International Endodontic Journal* 2002;**35**(8):660–7.

●目 的	1回法または水酸化カルシウムを貼薬した2回法で根管充塡後の根尖病変の治癒を評価することである。
●研究デザイン	ランダム化比較試験
●研究施設	Academic Centre for Dentistry, Amsterdam, The Netherlands
●対 象	39人の患者（男性20人、女性19人、平均年齢40歳、19～86歳） グループ1：21本　グループ2：17本 単根で歯内療法を受けたことがない無症状の根尖部透過像を示した失活歯
●主要評価項目	追跡調査中の定期的なエックス線評価：3、12、24カ月から4.5年。治療結果を次のように評価した：スコアA（成功：歯根膜の幅および輪郭は正常であるか、または過剰な充塡材料の周囲にわずかな放射線透過像がある）　スコアB（不確定：放射線透過性は明らかに低下している）　スコアC（不合格：変化なし、増加した、または新たな放射線透過像がある）　成功（スコアA）と失敗（スコアBとC）と評価した。
●介 入	1回法、2回法（4週間の水酸化カルシウムペーストを貼薬）
●結 果	両群において、根尖病変の大きさは、フォローアップ期間中に著しく減少した。1回法では81%の症例で、2回法では71%の症例で完全なエックス線写真治癒が観察された。成功率は、両グループで時間とともに継続的に増加した。根管充塡時の細菌培養検査が陽性であった8例中7例（87.5%）が治癒した。8本の陽性根管のうち6本のコロニー形成単位（CFU）数は<102CFU/mLであった。
●結 論	**慢性根尖性歯周炎のおける1回法と2回法のエックス線上での治癒評価において有意な差は認められなかった。根管充塡前の根管内の細菌の存在（<10^2CFU/mL）は、治療の結果に影響を与えなかった。**

Oginni 2004 （術後痛　72時間以内、術後痛　1週間後）

Endodontic flare-ups: comparison of incidence between single and multiple visit procedures in patients attending a Nigerian teaching hospital. Oginni AO, Udoye CI. *BMC Oral Health* 2004;**4**(1):4.

●目 的	1回法および複数回法の根管充塡後のフレアアップの発生率を検索し、術前と根管充塡後の痛みに関連する要因を評価すること。
●研究デザイン	ランダム化比較試験
●研究施設	Restorative Dentistry Department, Obafemi Awolowo University Teaching Hospitals Complex, Ile-Ife, Nigeria
●対 象	225人の患者の283歯（性別不明、平均年齢不明）根管治療のために紹介された患者。 グループ1（1回法）：127歯　グループ2（複数回法）：154歯

●主要評価項目	根管充塡後の疼痛は 1 日目、7 日目、30 日目の疼痛の発生率と程度（なし、軽度、中等度、重度）で記録した。フレアアップは、薬や腫れの増加、あるいはその両方でコントロールされていない痛みを記録した。
●介　入	1 回法　複数回法
●結　果	根管充塡後の疼痛の頻度は、1 回法で 18.3%（19）、複数回法で 8.1%（10）であった。両群間に統計的に有意な差は認められた。生活歯の根管充塡後の疼痛は、生活歯で 48.8%、失活歯で 50.3% あった。
●結　論	**1 回法は、複数回法と比較して根管充塡後の疼痛およびフレアアップの発生率が高かった。**

Al-Negrish 2006（術後痛　72 時間以内、術後痛　1 週間後）
Flare up rate related to root canal treatment of asymptomatic pulpally necrotic central incisor teeth in patients attending a military hospital.Al-Negrish AR, Habahbeh R. *Journal of Dentistry* 2006;**34**(9):635–40.

●目　的	1 回法と 2 回法で行われた無症状の失活上顎中切歯の根管治療に対するフレアアップ率、および疼痛を比較し、評価することである。
●研究デザイン	ランダム化比較試験
●研究施設	Conservative Dentistry, King Hussein Medical Center, Royal Medical Services, Jordan
●対　象	120 人：15 〜 45 歳の男性 54 人、女性 66 人。無症状の中切歯　グループ 1：54 歯　グループ 2：58 歯
●主要評価項目	根管充塡後 2 日および 7 日の疼痛を 4 段階で報告した：1 = 疼痛なし、2 = 軽度の疼痛、3 = 中程度の疼痛、4 = 重度の疼痛
●介　入	グループ 1：1 回法　グループ 2：2 回法（1 週間の水酸化カルシウムの貼薬）
●結　果	112 人の患者のうち 90 人の患者は疼痛なし、9 人は軽度の疼痛、8 人は中等度の疼痛、5 人は 2 日後に重度の疼痛があった。7 日後では、104 人は疼痛なし、4 人は軽度の疼痛、3 人は中程度の疼痛、1 人は重度の疼痛であった。
●結　論	**1 回法と 2 回法では、術後疼痛の発生率と程度に有意な差は認められなかった。無症状の初回治療の失活歯（上顎中切歯）における根管充塡後のフレアアップ率は、2 日後は、11.6% であった。7 日後は、3.6% であった。**

Gesi 2006 （エックス線評価による失敗、術後痛　1 週間後）

Incidence of periapical lesions and clinical symptoms after pulpectomy-a clinical and radiographic evaluation of 1- versus 2-session treatment. Gesi A, Hakeberg M, Warfvinge J, Bergenholtz G. *Oral Surgery, Oral Medicine, Oral Pathology, Oral Radiology, and Endodontology* 2006;**101** (3):379–88.

●目　的	抜髄処置における 1 回法と 2 回法に用いた水酸化カルシウムの影響を比較することである。
●研究デザイン	ランダム化比較試験
●研究施設	Private dental practices in Pisa and Pistoia, Italy
●対　象	256 人（男性 115 人、女性 141 人）　疼痛のある／ない生活歯で歯髄腔アクセス時に出血する。歯周病有病者、身体的・精神的疾患有病者、鎮痛薬服用あり、全身／局所的に抗菌薬の投与を受けているものは除く。
●主要評価項目	1 週間後の術後痛　打診痛　エックス線評価による病変の有無
●介　入	1 回法、2 回法（水酸化カルシウムペースト貼薬）
●結　果	術後 1 週間で疼痛強度に有意差はなかった。1 回法と 2 回法における水酸化カルシウム貼薬による影響はなかった。
●結　論	**無菌的操作および適切な根管充塡を行えば、1 回法でも高い成功率が得られる。水酸化カルシウムの貼薬は、結果に影響を与えなかった。**

Ghoddusi 2006 （術後痛　72 時間以内、腫脹・フレアアップ）

Flare-ups incidence and severity after using calcium hydroxide as intracanal dressing. Ghoddusi J, Javidi M, Zarrabi MH, Bagheri H. *The New York State Dental Journal* 2006;**72**(4):24–8.

●目　的	水酸化カルシウムを使用した失活歯の根管治療後の再発の発生率と重症度を評価することである。
●研究デザイン	ランダム化比較試験
●研究施設	Endodontics Department of Mashad Dental School, Iran
●対　象	69 人の患者（男性 30 人、女性 39 人）60 人がランダム化された。失活歯単根　グループ A：20　グループ B：20　グループ C：20
●主要評価項目	72 時間までの根管充塡後の痛みの発生率および程度　1 ＝痛みなし、2 ＝軽度の痛み、3 ＝中程度の痛み、4 ＝激しい痛み　フレアアップ
●介　入	グループ A：1 回法　グループ B：2 回法（無貼薬）　グループ C：2 回法（水酸化カルシウム貼薬）
●結　果	疼痛発生頻度は、C 群の患者は最小（15%）、B 群の患者は最大（47.5%）であり、有意差が認められた。C 群において疼痛を訴えた患者の数は、A 群におけるよりも有意に少なかった（P＜0.05）。C 群における腫脹の発生率は、A 群より有意に少なかった（P＜0.05）。
●結　論	**失活歯の根管治療の予後を改善するために、水酸化カルシウム用いた 2 回法は、フレアアップの発生率を抑えることができた。**

Molander 2007（エックス線評価による失敗）

Clinical and radiographic evaluation of one-and two-visit endodontic treatment of asymptomatic necrotic teeth with apical periodontitis: a randomized clinical trial. Molander A, Warfvinge J, Reit C, Kvist T. *Journal of Endodontics* 2007;**33**(10):1145–8.

●目 的	5% ヨウ素 – ヨウ化カリウム（IPI）による根管洗浄を追加した 1 回法と、水酸化カルシウムを使用した 2 回法の臨床症状およびエックス線的な治癒を評価することである。
●研究デザイン	ランダム化比較試験
●研究施設	Clinic of endodontics, Göteborg Public Dental Health Service, Sweden
●対 象	94 人の患者（男性 47 人、女性 47 人、平均年齢 55 歳）　根尖性歯周炎および無症状の失活歯の 101 本の歯
●主要評価項目	術後 2 年の臨床的および放射線学的評価
●介 入	1 回法、2 回法（7 日後に 2 回目　水酸化カルシウム貼薬）
●結 果	1 回法で 32 本の歯（65%）および 2 回法で 30 本の歯（75%）がレントゲンおよび臨床所見から治癒したと評価された。グループ間に統計学的な有意差は認められなかった（p = 0.75）。
●結 論	**1 回法と 2 回法において、同様の治癒が認められた。**

Penesis 2008（エックス線評価による失敗）

Outcome of one-visit and two-visit endodontic treatment of necrotic teeth with apical periodontitis: a randomized controlled trial with one-year evaluation. Penesis VA, Fitzgerald PI, Fayad MI, Wenckus CS, BeGole EA, Johnson BR. *Journal of Endodontics* 2008;**34**(3):251–7.

●目 的	根尖性歯周炎を伴う歯の 1 回法または 2 回法において水酸化カルシウム／クロルヘキシジンペーストの影響をエックス線的に評価することである。
●研究デザイン	ランダム化比較試験
●研究施設	Postgraduate Endodontics Clinic, University of Illinois, USA
●対 象	63 人（男性 29 人、女性 34 人、平均年齢 54 歳、範囲 18 〜 91 歳）。エックス線写真上で根尖性歯周炎を伴う失活歯
●主要評価項目	術後 12 カ月の根尖部骨密度の変化、PAI を用いて治癒を評価した。臨床症状および異常所見
●介 入	1 回法、2 回法（水酸化カルシウムと 2% のクロルヘキシジンの混合ペーストを貼薬）
●結 果	1 回法では、12 カ月で 67% が治癒した。また、全体の 85% に改善が認められ、12% は変化なし、3% が悪化した。2 回法では、70% が治癒した。また、全体の 80% に改善が認められ、17% は変化なし、3% は悪化した。
●結 論	**1 回法と 2 回法において術後 12 カ月では同等の良好な治癒が認められ、統計的に有意差は認められなかった。**

Risso 2008 （術後痛　72 時間以内）

Postobturation pain and associated factors in adolescent patients undergoing one- and two-visit root canal treatment. Risso PA, Cunha AJLA, Araujo MCP, Luiz RR. *Journal of Dentistry* 2008;**36**(11):928–34.

●目 的	1 回法および 2 回法の根管充塡後の疼痛の頻度と強度および関連する要因を評価すること。
●研究デザイン	ランダム化比較試験
●研究施設	Endodontics Clinic of the School of Dentistry of Federal University of Rio de Janeiro, Brazil
●対 象	118 人の患者（男性 48 人、女性 70 人）年齢 11 ～ 18 歳、平均年齢 13.6 歳。下顎第一または第二大臼歯の失活歯。症状の有無は問わない。 グループ 1：57 歯　グループ 2：61 歯
●主要評価項目	根管充塡後の疼痛は 0 ～ 5 の視覚的アナログ尺度（VAS）で記録した。多変量ロジスティック回帰を用いてデータを統計的に分析した。
●介 入	1 回法　2 回法（水酸化カルシウム貼薬）
●結 果	根管充塡後の疼痛の頻度は、1 回法で 10.5%（6/57）、2 回法で 23.0%（14/61）であった。両群間に統計的に有意な差は認められなかった。疼痛の強度は、1 回法で 1.75%、2 回法で 1.65% の有病率であった。根管充塡後の疼痛は術前疼痛（p = 0.04; OR = 3.54; CI 95% = 1.02-12.30）および根管充塡時の陽性培養（p = 0.00; OR = 9.43; CI 95% = 2.93-30.35）の存在と有意に関連していた。
●結 論	**根管充塡後の疼痛は 2 回法でより多かったが、統計学的な有意差は認められなかった。根管充塡後の疼痛の強度は同様であった。微生物学的な管理および術前疼痛の存在は、根管充塡後の疼痛に影響を与える可能性があることが示唆された。**

Ince 2009 （術後痛　72 時間以内）

Incidence of postoperative pain after single- and multi-visit endodontic treatment in teeth with vital and non-vital pulp. Ince B, Ercan E, Dalli M, Dulgergil CT, Zorba YO, Colak H. *European Journal of Dentistry* 2009;**3**(4):273–9.

●目 的	生活歯と失活歯を用いた歯内治療（1 回法および複数回法）後の術後疼痛の発生率を評価することである。
●研究デザイン	ランダム化比較試験
●研究施設	Operative Dentistry, Faculty of Dentistry, University of Kirikkale, Kirikkale, Turcky
●対 象	306 人（男性 200 人、女性 106 人）18 ～ 60 歳、平均 45 歳、生活歯 153 歯および失活歯 153 歯　以前に抗菌薬、鎮痛薬が投与された患者は除く。
●主要評価項目	術後の疼痛の発現率、疼痛の程度（なし、軽度、中等度、重度）を評価した。
●介 入	1 回法、複数回法（滅菌小綿球のみ）術後 7 日後に 2 回目の予約

●結 果	生活歯と失活歯において術後の疼痛における有意差は、認められなかった（P > 0.01）。生活歯において軽度、中等度、および重度の疼痛が、それぞれ 31.4％、13.7％、および 4.6％ 発現した。術後疼痛は 1 回法および複数回法のそれぞれ 107 歯（69.9％）および 106 歯（69.3％）に発現した。術後疼痛に関して両群間に有意差はなかった（P > 0.01）。
●結 論	**術後疼痛の発生率は、生活歯と失活歯の間で統計学的な有意差は認められなかった。**

Wang 2010（術後痛　72 時間以内、術後痛　1 週間後、腫脹・フレアアップ）

Comparison of post-obturation pain experience following one-visit and two-visit root canal treatment on teeth with vital pulps: a randomized controlled trial. Wang C, Xu P, Ren L, Dong G, Ye L. *International Endodontic Journal* 2010;43(8):692–7.

●目 的	生活歯髄を有する単根 1 根管の前歯の 1 回または 2 回の根管治療後および根管充填後の疼痛発生率と強度を比較することである。
●研究デザイン	ランダム化比較試験
●研究施設	West China Dental Hospital Sichuan University, China
●対 象	18 歳以上で、生活歯髄を有する前歯で根管治療を必要とする 100 人の患者（妊娠中、治療時に抗菌薬・ステロイド服用既往者、合併症のある全身疾患既往者は除く）。
●主要評価項目	術後 6、24、48 時間および 1 週間の術前疼痛および術後疼痛の発生率と強度
●介 入	1 回法、2 回法（水酸化カルシウムペースト貼薬）
●結 果	1 回法と 2 回法で根管治療後および根管充填後の疼痛発生率、疼痛強度に有意差はなかった。どちらも大多数の患者は根管充填後の疼痛はなかった、もしくはわずかであった。1 回法では 7 人、2 回法では 5 人において中等度の疼痛があった。
●結 論	**生活歯髄を有する単根 1 根管の根管治療後および根管充填後の疼痛発生率と強度において 1 回法と 2 回法との間に統計学的な有意差は認められなかった。**

Xiao 2010（エックス線評価による失敗、術後痛　1 週間後）

A clinical study of one-visit endodontic treatment for infected root canals. Xiao D, Zhang DH. *Hua Xi Kou Qiang Yi Xue Za Zhi* 2010;28(1):57–60.

●目 的	感染根管における 1 回法の術後疼痛レベルと 2 年間の治癒を評価すること。
●研究デザイン	ランダム化比較試験
●研究施設	Shijitan Hospital of Beijing, Beijing, China
●対 象	86 人の参加者からの 138 本の歯：グループ 1 に 76 本、グループ 2 に 62 本。歯髄壊死を伴う歯、急性または慢性根尖性歯周炎および単根歯
●主要評価項目	術後 7 日の疼痛と 2 年後の治癒率

●介 入	グループ1：1回法　グループ2：2回法（水酸化カルシウムを貼薬した）
●結 果	術後7日の疼痛と2年間の治癒率に関して、両群間に有意差は認められなかった。6カ月後、1年後および2年後に、1回法の治癒率はそれぞれ68.4%、92.1%、98.7%であり、一方2回法の治癒率はそれぞれ64.5%、91.9%、96.8%であった。
●結 論	**感染根管に対する1回法は、術後の疼痛レベルおよび短期間の治癒に関して、2回法と同じ臨床効果であった。**

Paredes-Vieyra 2012（エックス線評価による失敗）

Success rate of single- versus two-visit root canal treatment of teeth with apical periodontitis: a randomized controlled trial. Paredes-Vieyra J, Enriquez FJ. *Journal of Endodontics* 2012;**38**(9):1164–9.

●目 的	根尖性歯周炎を伴う歯の1回法または2回法で治療した後の2年間を評価することである。
●研究デザイン	ランダム化比較試験
●研究施設	School of Dentistry, Universidad Autonoma de Baja California, Tijuana, Baja California, Mexico
●対 象	287人（男性138人、女性149人、年齢：18〜60歳、平均年齢55歳）282本の歯が評価された。温度診にて歯髄壊死およびエックス線写真にて根尖性歯周炎を伴う失活歯
●主要評価項目	エックス線撮影による治癒評価　臨床症状および異常所見
●介 入	1回法、2回法（水酸化カルシウム貼薬）
●結 果	1回法は146歯のうち141歯（96.57%）、2回法は、136歯のうち121歯（88.97%）で治癒と評価された。不確かな治癒と評価されたのは、1回法は2.73%、2回法は8.08%であった。
●結 論	**根尖性歯周炎における1回法と2回法において2年経過症例では両群間で統計学的な有意な差は認められなかった。**

Dorasani 2013（エックス線評価による失敗）

Clinical and radiographic evaluation of single-visit and multi-visit endodontic treatment of teeth with periapical pathology: an *in vivo* study. Dorasani G, Madhusudhana K, Chinni SK. *Journal of Conservative Dentistry* 2013;**16**(6): 484–8.

●目 的	1回法および複数回法の歯内治療後の臨床症状およびエックス線評価を比較することである。
●研究デザイン	ランダム化比較試験
●研究施設	Narayana Dental College and Hospital, India
●対 象	根管治療を必要とする57人（18〜62歳）　根尖病変を有する単根歯64本

●主要評価項目	術後 12 カ月の臨床的徴候および症状の有無　PAI スコアを用いた 3、6、12 カ月後の根尖部骨密度の変化
●介 入	1 回法、複数回法（7 日後、2 回目　水酸化カルシウムペースト貼薬）
●結 果	12 カ月における評価において 1 回法と複数回法で PAI スコアが有意に減少した。
●結 論	**両群とも 12 カ月で好ましい治癒を示し、1 回法と複数回法の間に統計学的な有意差は認められなかった。**

Liu 2013（エックス線評価による失敗、術後痛　72 時間以内、術後痛　1 週間後）
Short-term clinical effect of single-vist root canal therapy for infected root canals. Liu Shuang, Leng Zhi-yung. *Joural of Shanghai Jiaotong University* 2013;33(7):1014–17.

●目 的	感染根管に対する 1 回法および複数回法の根管治療の短期的な効果を比較すること。
●研究デザイン	ランダム化比較試験
●研究施設	Department of Stomatology, Zhabei District Center Hospital, Shanghai, Chaina
●対 象	急性および慢性の根尖性歯周炎または歯髄壊死の患者 130 人（143 歯）（性別不明、平均年齢不明） グループ 1（1 回法）：95 歯　グループ 2（複数回法）：48 歯
●主要評価項目	根管治療後の疼痛は、24 時間後、1 週後に VAS を用いて評価した。根管充填から 6 カ月、1 年後に治癒をエックス線検査と臨床的評価で判定した。
●介 入	1 回法　複数回法
●結 果	患者が自己評価した疼痛の程度に有意差はなく（P > 0.05）、急性疼痛の発生率は、1 回法と複数回法でそれぞれ 10.53% と 12.5% であった（P > 0.05）。臨床評価で疼痛の程度に有意差はなかった（P > 0.05）。 根管充填後 6 カ月と 1 年後の治癒率は、1 回法では 83.3% と 88.8%、複数回法では 88.9% と 90.5% で、2 つのグループに有意差は認められなかった（P > 0.05）。
●結 論	**感染根管の場合、短期間において 1 回法は、複数回法と同様の術後疼痛と治療効果であった。**

Wong 2015（エックス線による失敗、術後痛　1 週間後）
Treatment outcomes of single-visit versus multiple-visit non-surgical endodontic therapy: a randomised clinical trial. Wong AW, Tsang CS, Zhang S, Li KY, Zhang C, Chu CH. *BMC Oral Health* 2015;**15**:162.

●目 的	1 回法および複数回法の成功率、術後疼痛の発現率、診療時間を比較することである。
●研究デザイン	ランダム化比較試験

● 研究施設	Health Service Dental Clinic Hong Kong
● 対　象	228 人の患者からの 256 本の歯　歯周組織が健康で半分程度の歯質が残っている歯内治療を必要とする歯
● 主要評価項目	歯内療法の成功または失敗、根管充填後 1 週間後の疼痛、Chu2005 に準拠した根尖部の放射線的評価
● 介　入	1 回法、複数回法（2 回もしくは 3 回　水酸化カルシウムペースト貼薬）
● 結　果	7 日以内の術後疼痛の発現率（21% および 12%、p＝0.055、オッズ比＝2.061）1 回の来院および複数回の来院治療の平均診療時間はそれぞれ 62.0 分および 92.9 分であった。
● 結　論	**術後疼痛の発現率と成功率において 1 回法または複数回法の間に統計学的な有意差は認められなかった。1 回法のチェアサイド時間は、複数回法よりも短かった。**

表 1　[CQ1　初回根管治療における 1 回法は複数回法よりも有効か？]：エビデンスプロファイル

		エビデンスの確実性の評価					患者数		効果		エビデンスの確実性	重要性
研究数	研究デザイン	バイアスのリスク	非一貫性	非直接性	不精確	その他の検討	[介入]	[比較]	相対(95% CI)	絶対(95% CI)		
エックス線評価による失敗												
11	ランダム化試験	深刻 a	深刻でない	深刻でない	深刻 b	なし	94/763 (12.3%)	98/665 (14.7%)	RR 0.88 (0.66 to 1.17)	18 少ない／1,000 (55 少ない to 25 多い)	⊕⊕○○ 低	重大
術後痛（根管充填後 72 時間以内）												
9	ランダム化試験	深刻 a	深刻でない	深刻でない	深刻 b	なし	306/701 (43.7%)	316/721 (43.8%)	RR 0.97 (0.83 to 1.14)	13 少ない／1,000 (75 少ない to 61 多い)	⊕⊕○○ 低	重要
術後痛（根管充填 1 週間後）												
8	ランダム化試験	深刻 a	深刻でない	深刻でない	深刻 b	なし	166/649 (25.6%)	94/596 (15.8%)	RR 1.41 (0.95 to 2.09)	65 多い／1,000 (8 少ない to 172 多い)	⊕⊕○○ 低	重要
腫脹・フレアアップ												
4	ランダム化試験	深刻 a	深刻でない	深刻でない	深刻 b	なし	10/132 (7.6%)	12/149 (8.1%)	RR 1.36 (0.66 to 2.81)	29 多い／1,000 (27 少ない to 146 多い)	⊕⊕○○ 低	重要

CI：信頼区間；RR：リスク比

説 明
a．割付が不明瞭な論文が多く、1 段階グレードダウンとした。
b．効果推定値の信頼区間の上限と下限が「臨床決断の閾値」をまたぐため、1 段階グレードダウンすることとした。

図 1　[CQ1]：フォレストプロット

エックス線評価による失敗

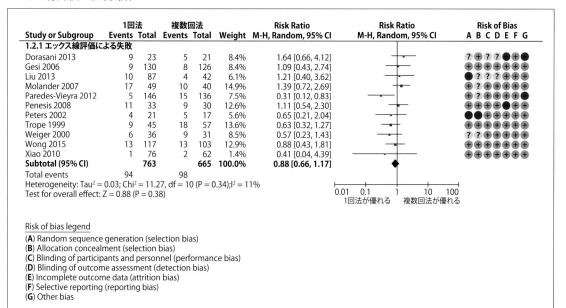

Risk of bias legend
(**A**) Random sequence generation (selection bias)
(**B**) Allocation concealment (selection bias)
(**C**) Blinding of participants and personnel (performance bias)
(**D**) Blinding of outcome assessment (detection bias)
(**E**) Incomplete outcome data (attrition bias)
(**F**) Selective reporting (reporting bias)
(**G**) Other bias

術後痛（72 時間以内）

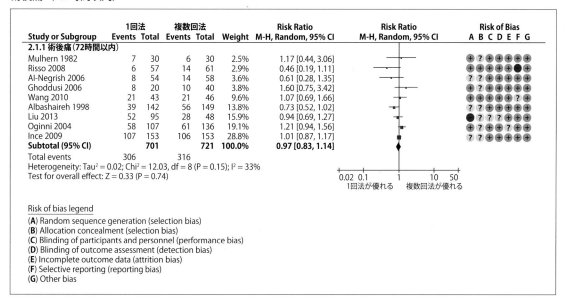

Risk of bias legend
(**A**) Random sequence generation (selection bias)
(**B**) Allocation concealment (selection bias)
(**C**) Blinding of participants and personnel (performance bias)
(**D**) Blinding of outcome assessment (detection bias)
(**E**) Incomplete outcome data (attrition bias)
(**F**) Selective reporting (reporting bias)
(**G**) Other bias

術後痛（1週間後）

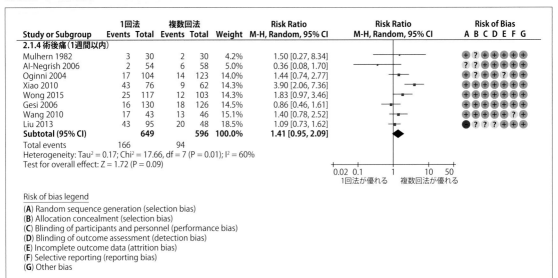

Study or Subgroup	1回法 Events	Total	複数回法 Events	Total	Weight	Risk Ratio M-H, Random, 95% CI	Risk Ratio M-H, Random, 95% CI	Risk of Bias A B C D E F G
2.1.4 術後痛（1週間以内）								
Mulhern 1982	3	30	2	30	4.2%	1.50 [0.27, 8.34]		+ ? + + + + +
Al-Negrish 2006	2	54	6	58	5.0%	0.36 [0.08, 1.70]		? ? + + + + +
Oginni 2004	17	104	14	123	14.0%	1.44 [0.74, 2.77]		+ ? + + ? + +
Xiao 2010	43	76	9	62	14.3%	3.90 [2.06, 7.36]		+ ? + + + + +
Wong 2015	25	117	12	103	14.3%	1.83 [0.97, 3.46]		+ + + + + + +
Gesi 2006	16	130	18	126	14.5%	0.86 [0.46, 1.61]		+ + + + + + +
Wang 2010	17	43	13	46	15.1%	1.40 [0.78, 2.52]		+ + + + + ? +
Liu 2013	43	95	20	48	18.5%	1.09 [0.73, 1.62]		● ? ? ? + + +
Subtotal (95% CI)		649		596	100.0%	1.41 [0.95, 2.09]		
Total events	166		94					

Heterogeneity: Tau² = 0.17; Chi² = 17.66, df = 7 (P = 0.01); I² = 60%
Test for overall effect: Z = 1.72 (P = 0.09)

Risk of bias legend
(**A**) Random sequence generation (selection bias)
(**B**) Allocation concealment (selection bias)
(**C**) Blinding of participants and personnel (performance bias)
(**D**) Blinding of outcome assessment (detection bias)
(**E**) Incomplete outcome data (attrition bias)
(**F**) Selective reporting (reporting bias)
(**G**) Other bias

腫脹・フレアアップ

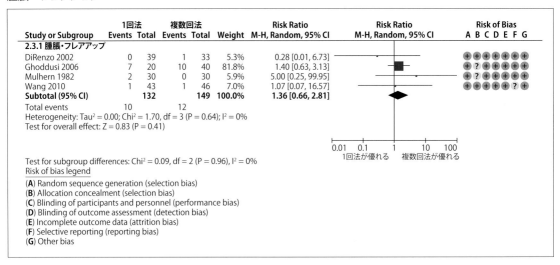

Study or Subgroup	1回法 Events	Total	複数回法 Events	Total	Weight	Risk Ratio M-H, Random, 95% CI	Risk Ratio M-H, Random, 95% CI	Risk of Bias A B C D E F G
2.3.1 腫脹・フレアアップ								
DiRenzo 2002	0	39	1	33	5.3%	0.28 [0.01, 6.73]		+ + + + + + +
Ghoddusi 2006	7	20	10	40	81.8%	1.40 [0.63, 3.13]		+ ? + + + + +
Mulhern 1982	2	30	0	30	5.9%	5.00 [0.25, 99.95]		+ ? + + + + +
Wang 2010	1	43	1	46	7.0%	1.07 [0.07, 16.57]		+ + + + + ? +
Subtotal (95% CI)		132		149	100.0%	1.36 [0.66, 2.81]		
Total events	10		12					

Heterogeneity: Tau² = 0.00; Chi² = 1.70, df = 3 (P = 0.64); I² = 0%
Test for overall effect: Z = 0.83 (P = 0.41)

Test for subgroup differences: Chi² = 0.09, df = 2 (P = 0.96), I² = 0%
Risk of bias legend
(**A**) Random sequence generation (selection bias)
(**B**) Allocation concealment (selection bias)
(**C**) Blinding of participants and personnel (performance bias)
(**D**) Blinding of outcome assessment (detection bias)
(**E**) Incomplete outcome data (attrition bias)
(**F**) Selective reporting (reporting bias)
(**G**) Other bias

表 2　[CQ1　初回根管治療における 1 回法は複数回法よりも有効か？] : Evidence to Decision

疑 問

初回根管治療における 1 回法は複数回法よりも有効か？	
集団	根管治療が必要な歯（を有する患者）
介入	1 回法
比較対照	複数回法
主要なアウトカム	歯内療法の失敗による抜歯；エックス線評価による失敗；術後痛（根管充塡後 72 時間以内）；術後痛（1週間後）；腫脹・フレアアップ
設定	
視点	
背景	根管治療は、複数回の治療が必要とされてきた。一方、材料や治療技術の進歩により治療効率が高められ、根管治療開始から根管充塡までを単一の診療回で行う 1 回法の根管治療が確立されつつある。治療回数が減ることにより、術者の治療効率の向上のみならず、治療途中で通院が中断するなどの危険性を減らすことができるが、効率のみを重視することが、治療による有害事象の発生とトレードオフであってはならない。これまで 1 回法は術後疼痛の発現頻度が高いことや、根管貼薬を行わないため根管内からの細菌除去効果が十分ではない可能性が指摘されている。現状では、1 回法または複数回法の選択は、各臨床医の判断に委ねられている。
利益相反	なし

評 価

問題 この問題は優先事項ですか？		
判断	リサーチエビデンス	備考
○ いいえ ○ おそらく、いいえ ○ おそらく、はい ● はい ○ さまざま ○ わからない	根管治療開始から根管充塡までを単一の診療回で行う 1 回法の根管治療は治療回数が減ることにより、術者の治療効率の向上のみならず、治療途中での通院が中断などの危険性を減らすことに寄与する。一方で、効率を重視することが、治療による有害事象の発生とトレードオフであってはならない。そのため本 CQ では、1 回法と複数回法の治療効果を比較した報告から、その有効性を検討した。	
望ましい効果 予期される望ましい効果はどの程度のものですか？		
判断	リサーチエビデンス	備考
○ わずか ● 小さい ○ 中 ○ 大きい ○ さまざま ○ わからない	"エックス線評価による失敗" は 18 少ない／ 1000（95%CI：51 少ない〜 26 多い）である。	

望ましくない効果	
予期される望ましくない効果はどの程度のものですか？	

判断	リサーチエビデンス	備考
○ 大きい ○ 中 ○ 小さい ○ わずか ○ さまざま ● わからない	術後痛、腫脹・フレアアップの発生、1回法による1回あたりの治療時間の延長（特に開口時間の延長）などの有害事象について、パネル会議で議論を行ったが、臨床判断に影響を与えうる効果はない、と判断した。	

エビデンスの確実性	
効果に関する全体的なエビデンスの確実性は何ですか？	

判断	リサーチエビデンス	備考
○ 非常に低 ● 低 ○ 中 ○ 高 ○ 採用研究なし	アウトカム全般にわたるエビデンスの確実性は「低」である。	

アウトカム	参加者(研究)の フォローアップ数	エビデンスの 確実性	相対効果 (95% CI)	予想される絶対効果 (95% CI)	
				リスク [比較]	リスク差 [介入]
エックス線評価による失敗	1428 (11 RCT)	⊕⊕○○ 低 ab	RR 0.88 (0.66 to 1.17)	研究集団	
				150/1,000	18 少ない／ 1000 (55 少ない to 25 多い)
術後痛 (72 時間以内)	1422 (9 RCT)	⊕⊕○○ 低 ab	RR 0.97 (0.83 to 1.14)	研究集団	
				438/1,000	13 少ない／ 1000 (75 少ない to 61 多い)
術後痛 (1 週間後)	1245 (8 RCT)	⊕⊕○○ 低 ab	RR 1.41 (0.95 to 2.09)	研究集団	
				158/1,000	65 多い／ 1,000 (8 少ない to 172 多い)
腫脹・フレアアップ	281 (4 RCT)	⊕⊕○○ 低 ab	RR 1.36 (0.66 to 2.81)	研究集団	
				81/ 1,000	29 多い／ 1,000 (27 少ない to 146 多い)

CI：信頼区間；RR：リスク比

a. 割付が不明瞭な論文が多く、1 段階グレードダウンとした。

b. 効果推定値の信頼区間の上限と下限が「臨床決断の閾値」をまたぐため、1 段階グレードダウンすることとした。

価値観		
人々が主要なアウトカムをどの程度重視するかについて重要な不確実性はありますか？		
判断	リサーチエビデンス	備考
○ 重要な不確実性またはばらつきあり ○ 重要な不確実性またはばらつきの可能性あり ○ 重要な不確実性またはばらつきはおそらくなし ● 重要な不確実性またはばらつきはなし	重大なアウトカムは、エックス線評価による失敗のみである。	

効果のバランス		
望ましい効果と望ましくない効果のバランスは介入もしくは比較対照を支持しますか？		
判断	リサーチエビデンス	備考
○ 比較対照が優位 ○ 比較対照がおそらく優位 ● 介入も比較対照もいずれも優位でない ○ おそらく介入が優位 ○ 介入が優位 ○ さまざま ○ わからない	望ましい効果として、"エックス線評価による失敗"は 18 少ない／ 1000（95%CI:55 少ない to 25 多い）である。成功率に寄与する影響はわずかであり、1 回法と複数回法による効果の差はほとんどない。	

実行可能性		
その介入は実行可能ですか？		
判断	リサーチエビデンス	備考
○ いいえ ○ おそらく、いいえ ● おそらく、はい ○ はい ○ さまざま ○ わからない	重大なアウトカムを鑑みると、根管治療の成功率が高くなる可能性が示唆されている 1 回法は有効と考えられるが、そのエビデンスの確実性は高くない。一方、術後痛や腫脹・フレアアップの出現は、1 回法に多くみられる傾向があるが、正味の利益と考える根管治療の成功に比較し、その意義は小さい。 1 回法を選択するための資源として、診療工程の手順が多くなるため、複数回法に比較して十分な診療時間を確保する必要がある可能性がある。また、実際の根管内の状況、術前の状態など、1 回法の実施について臨床判断が重要となる場合が多く、全てに適応可能とは言えない。考慮するべきコストについては、わが国における歯科保険点数を鑑みたとき、治療に要する時間に相当する診療報酬が設定されているとは言いがたい。しかしながら、保険診療における根管貼薬や、診療ごとに必要な重複される臨床手技（ラバーダム防湿、仮封など）に費やす時間など複合的に考えると、たとえ診療時間が長くなったとしても、1 回法を選択するメリットはある。	

判断の要約

	判断						
問題	いいえ	おそらく、いいえ	おそらく、はい	**はい**		さまざま	わからない
望ましい効果	わずか	**小さい**	中	大きい		さまざま	わからない
望ましくない効果	大きい	中	小さい	わずか		さまざま	**わからない**
エビデンスの確実性	非常に低	**低**	中	高			採用研究なし
価値観	重要な不確実性またはばらつきあり	重要な不確実性またはばらつきの可能性あり	重要な不確実性またはばらつきはおそらくなし	**重要な不確実性またはばらつきはなし**			
効果のバランス	比較対照が優位	比較対照がおそらく優位	**介入も比較対照もいずれも優位でない**	おそらく介入が優位	介入が優位	さまざま	わからない
実行可能性	いいえ	おそらく、いいえ	**おそらく、はい**	はい		さまざま	わからない

推奨のタイプ

行わないことを強く推奨する	行わないことを弱く推奨する	行わないこと・行うことのいずれかについて条件付きの推奨	行うことを弱く推奨する	行うことを強く推奨する
○	○	○	●	○

第5部 歯内療法の診療ガイドライン CQ2 & CQ3

CQ2 初回根管治療（生活歯と失活歯）における処置後の鎮痛薬処方は行うべきか？

推奨 初回根管治療（生活歯と失活歯）における処置後の鎮痛薬処方を行うことを弱く推奨する
（エビデンスの確実性：低　推奨の強さ：弱い推奨）。

■**備考** 考察した研究は術前に痛みのあった症例を対象としていた。

CQ3 初回根管治療（失活歯）における処置後の抗菌薬処方は行うべきか？

推奨 初回根管治療（失活歯）における根管治療後に、抗菌薬処方を行わないことを弱く推奨する
（エビデンスの確実性：非常に低　推奨の強さ：弱い反対の推奨）。

■**備考** 生活歯における抗菌薬投与の研究はなかった。

① 対象とする症例

　本診療ガイドラインが対象とする症例は、成人の抜髄および感染根管治療として根管治療を行う症例である。ただしCQ2でエビデンスとして採用された論文は、初回根管治療における術後疼痛を評価していた。また、CQ3でエビデンスとして採用された論文は、急性症状を伴う初回根管治療における術後疼痛・腫脹を評価していた。したがって、本診療ガイドラインが対象とする症例は、生活歯または失活歯における初回根管治療を行う症例である。

② CQの背景

　根管治療では、機械的および化学的清掃により根管内感染の除去を試みるが、ときとして治療後に急性化、増悪、疼痛、腫脹をきたす場合がある。これにより患者は治療期間中にQOLが低下したり、予定していない通院を余儀なくされたりする。これらを予防するべく、根管治療後に鎮痛薬や抗菌薬を処方する

ことが有効かどうかを検討した。なお、日本の医療保険制度において術前投与は難しいため、術後投与に絞って検討した。

③ アウトカム（評価項目、指標）の設定

「CQ2：根管治療後の処方（鎮痛薬）」「CQ3：根管治療後の処方（抗菌薬）」に対するアウトカムとして、以下のアウトカムを設定した。

1) 治療期間中の QOL の低下（**重大：アウトカム①**）
2) 予定していない通院（**重大：アウトカム②**）
3) 急性化（**重要：アウトカム③**）
4) 増悪（**重要：アウトカム④**）
5) 疼痛（**重要：アウトカム⑤**）
6) 腫脹（**重要：アウトカム⑥**）

④ エビデンスの確実性

　アウトカムごとに複数の研究結果を横断的に統合し、GRADE システムに従ってエビデンスの確実性を「高」「中」「低」「非常に低」の 4 段階で評価した。さらに統合した結果の要約と効果推定値を示し、エビデンスプロファイルとしてまとめた（p.42 第 6 部 **表 1**、p.50 第 7 部 **表 1** 参照）。以上の資料を CQ ごとにまとめ、パネル会議に提出した。なお、アウトカムに対するエビデンスの確実性は、複数の研究結果を統合することによって、より信頼性の高いものとなる。しかし、内容的に同じ研究であってもデータが症例数で示されている場合と、「平均値±標準偏差」で示されている場合とがある。このようにデータの表示法が異なる研究を統合することはできないので、別々に評価することになる。ただし、「平均値±標準偏差」のデータから症例数が算出できる場合は「2x2 分割表」で他の研究と統合し評価することを試みた。

⑤ 文献の抽出

CQ2：初回根管治療（生活歯と失活歯）における処置後の鎮痛薬処方は行うべきか？

　今回の診療ガイドライン作成にあたって、まずは既存のシステマティックレビューを参考に作業を開始することとした。歯内療法学における鎮痛薬使用について近年のシステマティックレビューを PubMed、MEDLINE、Cochrane Library、EMBASE で検索したところ、Aminoshariae らの論文が見つかった。ガイドライン委員会メンバーおよび診療ガイドラインアドバイザーによる論文精読とメール会議、および日本語論文検索を行い、最終的に Aminoshariae らの論文を採用することとした（Aminoshariae et al. 2016）。

　さらに、Aminoshariae らのシステマティックレビュー以降、新たなランダム化比較試験（RCT）に関する報告がなされていないかを PubMed にて検索した。PubMed の 2016 年からの 2019 年の 3 年間で専門誌に掲載された英語論文のなかから、CQ に関係する論文を抽出した。抽出にあたっては、ランダム化比較試験（RCT）に絞った。なお、日本語の論文や Cochrane Library には同様の論文は見当たらなかった。

英語論文追加検索：PubMed
　　検索対象年：2016 ～ 3000 年
　　検索日：2019 年 2 月 16 日

　文献検索式
　　PubMed
　　("dental pulp cavity"[mh] OR "Endodontics"[mh] OR "Endodontics"[tiab] OR "root canal"[tiab]) AND
　　("acute pain"[MeSH Terms] OR "pain"[All Fields] OR "flare"[All Fields])
　　AND
　　("randomized controlled trial" [pt] OR "controlled clinical trial" [pt] OR "randomized" [tiab] OR
　　"placebo" [tiab] OR "clinical trials as topic" [mesh: noexp] OR "randomly" [tiab] OR "trial" [ti]) NOT
　　("animals" [mh] NOT "humans" [mh])
　　AND ("2016/01/01"[PDat] : "3000/12/31"[PDat]))

　上記のデータベースの検索により、CQ2 においては 141 論文が抽出された。そのなかから、設定された CQ とアウトカムに関するヒト臨床研究を選択し、さらにランダム化比較試験を中心に絞り込んだ。絞り込みについては 2 名の委員会メンバーが独立して考察を行い、さらにもう 1 名がそれらの結果をまとめて採用不採用の考察を行った。その結果、2 論文がエビデンスとして採用可能性のある論文として採択された。これらの論文を精読してみると、一つはすでに Aminoshariae らのシステマティックレビューに含まれており、もう一つは術前投与であった。その結果、最終的に追加検索で採用に至った論文はなく、Aminoshariae らの論文で術後の鎮痛薬投与について考察している 6 論文を採択することとした。これらを精読するとともに、GRADE システムに従ってアウトカムごとにエビデンスプロファイルの作成、エビデンスの確実性を評価することとした。

CQ3：初回根管治療（失活歯）における根管治療後の抗菌薬処方は行うべきか？
　今回の診療ガイドライン作成にあたって、まずは既存のシステマティックレビューを参考に作業を開始することとした。既存の論文を参考にして論文検索式を作成し、PubMed、MEDLINE、Cochrane Library、EMBASE にて検索した。歯内療法学における抗菌薬使用について近年のシステマティックレビューの検索で Cope らの論文が見つかった。ガイドライン委員会メンバーおよび診療ガイドラインアドバイザーによる論文精読とメール会議、および日本語論文検索を行い、この論文を採用することとした（Cope et al. 2018）。
　新たなランダム化比較試験に関する報告がなされていないかについては、Cope らの論文が診療ガイドライン作成と同年度であったため、今回はさらなる追加検索は行わず、作業を開始することとした。
　最終的に Cope らの論文で術後の抗菌薬投与について考察している 2 論文を採択することとし、これらを精読するとともに、GRADE システムに従ってアウトカムごとにエビデンスプロファイルの作成、エビデンスの確実性を評価することとした。

① アウトカムごとのエビデンスの確実性

　根管治療では、機械的および化学的清掃により根管内感染の除去を行う。その際、機械的・化学的刺激が根尖孔外に波及することがあり、術後疼痛の原因になりうる。また、微生物学的要因から急性化する症例もある。さらに、穿孔といった医原性問題も術後疼痛を引き起こす可能性がある。これらの症状の程度はさまざまであるが、術後疼痛が生じたり長引いたりした場合、治療を受けた患者には「痛くて噛めない」「持続的な痛みが辛い」といった治療期間中の QOL 低下を引き起こす。そのため、今回の臨床の疑問として術前に疼痛を有する未治療の歯（生活歯と失活歯）において、初回根管治療後に鎮痛薬の投与を行うべきか？と設定した。

　今回、既存のシステマティックレビューおよび追加の論文検索を行った結果、6 つのランダム化比較試験が抽出された。各論文では、複数の鎮痛薬およびプラセボ対照を服用することによる治療後の患者の術後疼痛の様子をスコア付けして評価している。処方している鎮痛薬の種類や服用するタイミング、用量はそれぞれ異なるため、一部の研究でしかメタアナリシスを行うことができなかった。

　本 CQ における最も重大なアウトカムは、「治療期間中の QOL の低下」としたが、各論文では「噛めない」や「眠れない」といった症状の具体的な様子を直接評価したものはなかった。その他にも、アウトカムとして「予定していない通院」や「急性化」「増悪」や「腫脹」を設定したが、各論文から該当するものは抽出できなかった。一方で、抽出した論文における術後疼痛の評価は VAS や 4 段階評価スケール（疼痛なし、軽度、中程度、重度）が用いられていることから、アウトカム⑤「疼痛」の評価に該当するとして、エビデンスの確実性を考察した。

　すべての論文でプラセボ対照が設けられており、割付順序のランダム化が行われていた。服用する薬でカプセルが同じ形状になるよう盲検化されている論文は 6 論文中 5 論文であった。また、参加者、研究者の盲検化については明記のないものが 2 論文、アウトカム評価者の盲検化についてはいずれの論文に明記がなく 6 論文すべてが不明であった。

　アウトカム⑤「疼痛」の評価に関するエビデンスの確実性 はエビデンスプロファイルに記載した（p.42 **表 1** 参照）。

② パネル会議：推奨の方向と強さを決定

　CQ に対して推奨の方向と強さを決めるにあたり、エビデンスの確実性と、患者の価値観などの要因とを総合的に検討した。もし、パネルによって推奨の方向や強さが異なった場合は、再度討論し、最終的には無記名投票により 2/3 以上の支持を得た推奨の方向と強さを、パネル会議の総意として決定した。

1）エビデンスの要約

　わが国では、歯科治療のみでオピオイド系鎮痛薬を処方することはないため、介入からは除外した。根管治療後の疼痛軽減として、NSAIDs、または NSAIDs とアセトアミノフェンといった薬剤併用が有効であることが示唆された。また、パネル会議で、術前の疼痛の有無で術後疼痛の程度が変わるのではないかと

いう意見があり、エビデンスプロファイルに参考として、術前の疼痛の有無と術後疼痛の関係を記載した。結果は、術前に疼痛がある症例のほうが術後疼痛は大きいという結果であった。また、今回メタアナリシスが可能であった、Menhinick 2004 と Mehrvarzfar 2012 は、術前に有痛の者を対象とした研究であった。

2）アウトカム全般に関するエビデンスの確実性はどうか

全体のエビデンスの確実性は、利益と害のバランスが不明確でなく、鎮痛薬が優位と同じ方向のため、「中」となった。

3）患者の価値観や意向はどうか（価値観や意向にばらつきはないか）

治療後の疼痛は術者も患者も回避したいことではあるが、鎮痛薬という性格から、症状が出てから服用しても一定の効果が期待できる。そのため、治療後に疼痛予防として服用することには、多くの患者が望むと考えられた。薬をできるだけ使いたくない、鎮痛薬にアレルギーがある、といった個別の状況も意向に影響されるが、広く一般的に使われている薬剤の場合、抵抗は少ないと思われた。

4）患者の望む効果と望まない効果の差（患者にとって正味の利益）、コスト（消費される資源は期待される利益に見合っているか）

メタアナリシスの結果より、鎮痛薬による術後疼痛軽減の効果は期待できる。投与する鎮痛薬の種類にもよるが、術後疼痛の管理を行うために処方することは効果があると考えられた。

一方、NSAIDs は腎障害や高カリウム血症が、アセトアミノフェンは肝障害が代表的な副作用として挙げられる。アセトアミノフェンは 2011 年 1 月より日本でも海外と同等の高用量使用が可能となったが、引き続き副作用には十分な配慮が必要である。なお、検討した論文によっては、処方薬による副作用が考えられたため実験を中断した患者例や（Rowe et al. 1980）、副作用の症状が報告されている（Doroschak et al. 1999）。これらの論文では、頭痛、吐き気、めまい、眠気、口腔乾燥、頻脈、などが副作用として挙げられている。

今回、メタアナリシスで採用された研究で使われた薬剤は、イブプロフェン＋アセトアミノフェン併用であり、日本の医療保険制度においては保険適用の適応外使用になると思われる。もし、これと同じレジメンで処方すると、患者においては自己負担が大きくなり、それに見合うだけの費用対効果があるかどうかは難しい。

しかし、わが国では多くがメフェナム酸（ロキソニン®）が使われており、胃腸障害がアセトアミノフェンより多いとされているが、イブプロフェン＋アセトアミノフェン併用と同じ NSAIDs としてエビデンスを利用できるとパネル会議で判断した。

5）推奨のグレーディング

エビデンスの確実性は「中」である。

6）ガイドラインパネルの投票結果

CQ2：2/3 以上のパネルが「鎮痛薬の処方を行うことを弱く推奨する」を支持した。

Rowe 1980

Control of pain resulting from endodontic therapy: a double-blind, placebo-controlled study. Rowe NH, Shekter MA, Turner JL, Spencer J, Dowson J, Petrick TJ. *Oral surgery, oral medicine, and oral pathology* 1980; **50** (3): 257-63.

●目 的	メフェナム酸（NSAIDs）とアスピリンの処方による、術後疼痛の軽減を検討。
●研究デザイン	ランダム化比較試験
●研究施設	明記なし
●対 象	14 歳から 75 歳の、歯髄炎および歯髄壊死をきたした単根歯に対し初回根管治療を行った患者 150 人
●主要評価項目	4 段階評価スケール（none=1, mild=2, moderate=3, severe=4）を治療後 2 時間ごと最大 32 時間後まで疼痛の様子を記録。
●介 入	メフェナム酸 250mg、アスピリン 600mg、プラセボの 3 群で、4 時間おきに 1 日最大 4 回服用とし、2 日分を処方。なお、最初の 1 回目は根管治療前に 2 倍量を処方。
●結 果	メフェナム酸はプラセボと比較して術後疼痛軽減に有意に優れていた。アスピリンはプラセボと比較して常に優れていたわけではなかった。
●結 論	**メフェナム酸は術後疼痛を軽減することが期待できる。**

Doroschak 1999

Evaluation of the combination of flurbiprofen and tramadol for management of endodontic pain. Doroschak AM, Bowles WR, Hargreaves KM. *Journal of Endodontics* 1999; **25** (10): 660-3.

●目 的	フルルビプロフェン（NSAIDs）処方による術後疼痛の軽減を検討。
●研究デザイン	ランダム化比較試験
●研究施設	University of Minnesota Dental School, USA
●対 象	18 歳から 65 歳の、救急外来に来院して抜髄処置（初回根管治療）を行った患者 49 人。歯種に限定なし。
●主要評価項目	4 段階評価スケール、VAS、ヘフトパーカースケール、の 3 種類を用いて評価。
●介 入	プラセボ（術後服用ののち、6 時間ごと）、フルルビプロフェン（術後 100mg 服用ののち、6 時間ごとに 50mg）、による実験群で処方。 日本の歯科医療では使用できないためトラマドールは除外して検討した。
●結 果	フルルビプロフェンとトラマドールの併用では、プラセボ群と比べて 6 時間後および 24 時間後で低い術後疼痛を示した（p < 0.01）。
●結 論	**NSAIDs とオピエート（オピオイド系鎮痛薬）の併用は、単独使用より術後疼痛管理に有効と思われる。**

Rogers 1999

Comparison of effect of intracanal use of ketorolac tromethamine and dexamethasone with oral ibuprofen on post treatment endodontic pain. Rogers MJ, Johnson BR, Remeikis NA, BeGole EA. *Journal of Endodontics* 1999;**25**(5): 381-4.

●目 的	デキサメタゾン（根管貼薬）、ケトロラクトロメタミン（根管貼薬）、イブプロフェン（NSAIDs）（処方）、およびプラセボ（処方）による術後疼痛の軽減を検討。
●研究デザイン	ランダム化比較試験
●研究施設	Postgraduate Endodontic Clinic, University of Illinois, USA
●対 象	18 歳から 65 歳の、不可逆性歯髄炎または便宜抜髄で根管治療が必要になった患者 48 人。歯種に限定なし。
●主要評価項目	VAS にて術前および治療後 6、12、24、48 時間後の疼痛の変化を評価。
●介 入	根管治療ののち、根管貼薬としてデキサメタゾンかケトロラクトロメタミンを用いた群と、無貼薬で術後処方としてイブプロフェン 600mg かプラセボを処方した計 4 群で術後疼痛の様子を評価。
●結 果	デキサメタゾンとケトロラクトロメタミンを貼薬した群は 12 時間後ではプラセボ群と比較して優位に高い術後疼痛緩和であった。24 時間後において、ケトロラクトロメタン群のみがプラセボ群よりも優位に高い術後疼痛緩和が得られた。6 時間後、48 時間後においてはどの群でも有意差はなかった。イブプロフェン群はプラセボ群よりも術後疼痛緩和が得られたが、有意に高い結果ではなかった。イブプロフェン群と各根管貼薬群では有意差はなかった。
●結 論	**本実験で用いた根管貼薬剤およびイブプロフェン処方では、有意差は認められなかった。**

Menhinick 2004

The efficacy of pain control following nonsurgical root canal treatment using ibuprofen or a combination of ibuprofen and acetaminophen in a randomized, double-blind, placebo-controlled study. Menhinick KA, Gutmann JL, Regan JD, Taylor SE, Buschang PH. *International Endodontic Journal* 2004; **37** (8): 531-41.

●目 的	イブプロフェンと、イブプロフェン＋アセトアミノフェン併用による術後疼痛の軽減を検討。
●研究デザイン	ランダム化比較試験
●研究施設	Emergency Clinic, Texas A&M University System Health Science Center Baylor College of Dentistry, USA
●対 象	救急外来に来院した 18 歳以上の患者で、歯髄炎で術前に中程度から重度に痛みを有する 65 人。歯種に限定なし。
●主要評価項目	VAS および 4 段階評価スケールにて、治療後から 1、2、3、4、6、8 時間後における術後疼痛の変化を一般線形モデルで評価。

●介　入	イブプロフェン 600mg 単独群、イブプロフェン 600mg ＋アセトアミノフェ ン 1,000mg 併用群、およびプラセボ群の 3 群を、術後に 1 回の服用でその後 の疼痛の様子を評価。
●結　果	イブプロフェン単独群とアセトアミノフェン併用群とで、またプラセボ群と 併用群とで有意差が認められた。イブプロフェン単独とプラセボでは有意差 は認められなかった。
●結　論	**イブプロフェン単独投与よりも、アセトアミノフェンと併用して処方するこ とで、より効果的な術後疼痛管理ができるかもしれない。**

Mehrvarzfar 2012

Effects of three oral analgesics on postoperative pain following root canal preparation: a controlled clinical trial. Mehrvarzfar P, Abbott PV, Saghiri MA, Delvarani A, Asgar K, Lotfi M, Karamifar K, Kharazifard MJ, Khabazi H. *International Endodontic Journal* 2012; **45** (1): 76-82.

●目　的	ノバフェン、ナプロキセンの術後投与による術後疼痛の軽減を検討。
●研究デザイン	ランダム化比較試験
●研究施設	Endodontic Department of Tehran Azad University, Iran
●対　象	20 歳から 60 歳で、単根の小臼歯または前歯において不可逆性歯髄炎を発症し、 術前に中程度から重度に痛みを有する患者 100 人。
●主要評価項目	VAS にて、治療直後および治療後 6、12、24 時間後における術後疼痛の変化 を評価。
●介　入	根管治療の後、ノバフェン（パラセタモール 325mg〈アセトアミノフェン〉 ＋イブプロフェン 200mg ＋無水カフェイン 40mg）、ナプロキセン 500mg、 の 2 群を、術後に 1 回の服用でその後の疼痛の様子を評価。 日本の歯科医療では使用できないためトラマドールは除外して検討した。
●結　果	プラセボ群と比べていずれの処方群で有意に術後疼痛の軽減の効果があった （p < 0.01）。ノバフェンは他と同程度であった（p > 0.05）。
●結　論	**治療直後にナプロキセンやノバフェンを服用することは、不可逆性歯髄炎の 治療における術後疼痛を軽減した。**

Elzaki 2016

Double-blind randomized placebo-controlled clinical trial of efficiency of nonsteroidal anti-inflammatory drugs in the control of post-endodontic pain. Elzaki WM, Abubakr NH, Ziada HM, Ibrahim YE. *Journal of Endodontics* 2016; **42** (6): 835-42.

●目 的	パラセタモール、イブプロフェン＋パラセタモール、メフェナム酸＋パラセタモール、ジクロフェナク＋パラセタモール、プラセボの 5 群による術後疼痛の軽減を検討。
●研究デザイン	ランダム化比較試験
●研究施設	Faculty of Dentistry, University of Khartoum and the Khartoum Teaching Hospital Emergency Clinic, Sudan
●対 象	18 歳以上で、単根の小臼歯または前歯において不可逆性歯髄炎を発症し、術前に中程度から重度に痛み（NRS でスコア 4 から 10）を有する患者 170 人。
●主要評価項目	数値的評価スケール（NRS）と 4 段階口頭式評価スケール（VRS）を、1、2、3、4、6、8 時間後における術後疼痛の変化を評価。
●介 入	根管治療の後、パラセタモール 1,000mg、イブプロフェン 600mg ＋パラセタモール 1,000mg、メフェナム酸 500mg ＋パラセタモール 1,000mg、ジクロフェナク K50mg ＋パラセタモール 1,000mg、およびプラセボ、の 5 群を、処置直後に 1 回の服用でその後の疼痛の様子を評価。
●結 果	イブプロフェン＋パラセタモール併用の群で最も疼痛軽減が得られた。
●結 論	**根管治療直後にイブプロフェン＋パラセタモール併用で服用してもらうことで、術後疼痛を最も抑えることができる。**

表1 ［CQ2　初回根管治療（生活歯と失活歯）における処置後の鎮痛薬処方は行うべきか?］：エビデンスプロファイル

研究数	研究デザイン	バイアスのリスク	非一貫性	非直接性	不精確	その他の検討	患者数		効果		エビデンスの確実性	重要性
							鎮痛薬	プラセボ	相対(95% CI)	絶対(95% CI)		

イブプロフェンとプラセボの6時間後の疼痛（Menhinick 2004）#

| 1 | ランダム化試験 | 深刻でない | 深刻でない | 深刻でない | 深刻[a] | なし | 19 | 20 | - | 4.00 [-2.82, 10.82][b] | ⊕⊕⊕⊕
中 | 重要 |

イブプロフェンとプラセボの6時間後の疼痛（Rogers 1999: Fig1）

| 1 | ランダム化試験 | 深刻[c] | 深刻でない | 深刻でない | 非常に深刻[d] | なし | 19 | 20 | - | 6時間[e]
イブプロフェン：20
プラセボ：　　36 | ⊕○○○
非常に低 | 重要 |

イブプロフェン＋アセトアミノフェンとプラセボの6時間後の疼痛（Menhinick 2004, Mehrvarzfar 2012）#

| 2 | ランダム化試験 | 深刻でない | 深刻でない | 深刻でない | 深刻[f] | なし | 41 | 43 | - | 34.46 [23.69, 45.23][b] | ⊕⊕⊕⊕
中 | 重要 |

メフェナム酸とプラセボの2時間後・4時間後の疼痛（Rowe 1980: Table IV）

| 1 | ランダム化試験 | 深刻[c] | 深刻でない | 深刻でない | 非常に深刻[d] | なし | 49 | 51 | - | 2時間後 4時間後[g]
メフェナム酸：1.28　1.27
プラセボ：　1.64　1.75 | ⊕○○○
非常に低 | 重要 |

フルルビプロフェンとプラセボの6時間後の疼痛（Doroschak 1999: Fig 1）

| 1 | ランダム化試験 | 深刻[c] | 深刻でない | 深刻でない | 非常に深刻[d] | なし | 12 | 12 | - | 6時間[h]
フルルビプロフェン：38
プラセボ：　　　42 | ⊕○○○
非常に低 | 重要 |

メフェナム酸とプラセボの有害事象（Rowe 1980: Table VIII）
（RCTの結果ではないので、観察研究とした）

| 1 | 観察研究 | 深刻でない | 深刻でない | 深刻でない | 非常に深刻[d] | なし | 49 | 51 | - | メフェナム酸、プラセボでの有害事象症例数
頭痛　　0, 3
吐き気　1, 0
めまい　2, 0
眠気　　2, 1 | ⊕○○○
非常に低 | |

フルルビプロフェンとプラセボの有害事象（Doroschak 1999: Table 5）
（RCTの結果ではないので、観察研究とした）

| 1 | 観察研究 | 深刻でない | 深刻でない | 深刻でない | 非常に深刻[d] | なし | 12 | 12 | - | フルルビプロフェン、プラセボでの有害事象症例数[i]
胃腸障害　3, 1
中枢神経系　1, 1
その他　　0, 1 | ⊕○○○
非常に低 | |

参考：術前の疼痛の有無と術後疼痛の関係（Rowe 1980: Table VI）
（##：確実性のグレードダウンの評価外とした）

| 1 | 観察研究 | | | | | | 術前疼痛あり 26 | 術前疼痛なし 25 | - | 術前疼痛ありの術後の疼痛の平均値　1.88
術前疼痛なしの術後の疼痛の平均値　1.51 | | |

CI：信頼区間

説 明

a．効果推定値の信頼区間の上限と下限が「臨床決断の閾値」をまたいでいる。

b．VAS（visual analog scale）（0-100）の両群の差の大きさ：介入群（術前－術後）－対照群（術前－術後）のため、値が大きいほうが介入群優位。

c．分散などのデータが欠落している。

d．サンプルサイズが少ない。

e．VAS（0-100）は論文中のグラフより読み取り値。平均値のため値が小さいほうが優位。

f．閾値をまたがないが、最適情報量の基準を満たしていない。

g．痛みを 1,2,3,4 で数値化したものの平均値のため、値が小さいほうが優位。

h．VAS（0-100）は論文中のグラフより読み取り値。平均値のため値が小さいほうが優位。

i．胃腸障害＝吐き気、嘔吐、胃弱、中枢神経系＝鎮痛作用、意識朦朧、頭痛、多幸感、その他＝口腔乾燥、温熱感、頻脈、かゆみ

#．術前に有痛の者を対象とした研究。

＃＃．Rowe の論文のプラセボ群を抽出（痛みを 1,2,3,4 で数値化）。平均値のため値が小さいほうが優位。

図 1　［CQ2］：フォレストプロット

イブプロフェンとプラセボの 6 時間後の疼痛

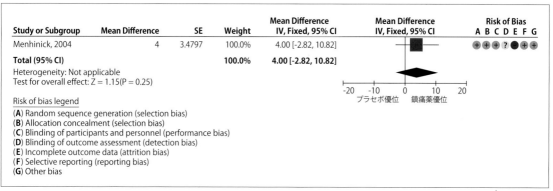

備考：Smith et al. J Endod. 2017 のシステマティックレビュー・メタ分析論文より Mean Difference と 95% 信頼区間を引用して、メタアナリシスを再計算した。

イブプロフェン＋アセトアミノフェンとプラセボの 6 時間後の疼痛

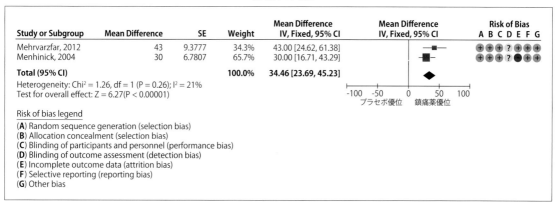

備考：Smith et al. J Endod. 2017 のシステマティックレビュー・メタ分析論文より Mean Difference と 95% 信頼区間を引用して、メタアナリシスを再計算した。

表 2 ［CQ2　初回根管治療（生活歯と失活歯）における処置後の鎮痛薬処方は行うべきか?］：Evidence to Decision

疑 問

初回根管治療（生活歯と失活歯）における処置後の鎮痛薬処方は行うべきか?	
集団	根管治療（生活歯および失活歯）
介入	鎮痛薬
比較対照	プラセボ
主要なアウトカム	術後疼痛
設定	
視点	
背景	根管治療では、機械的および化学的清掃により根管内感染の除去を行う。その際、機械的・化学的刺激が根尖孔外に波及することがあり、術後疼痛の原因になりうる。また、微生物学的要因から急性化する症例もある。さらに、穿孔といった医原性問題も術後疼痛を引き起こす可能性がある。これらの症状の程度はさまざまであるが、術後疼痛が生じたり長引いたりした場合、治療を受けた患者には「痛くて噛めない」「持続的な痛みが辛い」といった治療期間中の QOL 低下を引き起こす。このような術後疼痛の予防として、治療後に鎮痛薬を服用してもらう先制鎮痛という対応が考えられる。
利益相反	なし

評 価

問題 この問題は優先事項ですか?		
判断	リサーチエビデンス	備考
○ いいえ ○ おそらく、いいえ ● おそらく、はい ○ はい ○ さまざま ○ わからない	根管治療では、機械的・化学的清掃により、根管内感染の除去を試みるが、ときとして治療後に急性化、増悪、疼痛、腫脹をきたす場合がある。これにより患者は治療期間中に QOL が低下したり、予定していない通院を余儀なくされたりする。これらを予防するべく、根管治療後に鎮痛薬を処方することが有効かを検討した。なお、日本の医療保険制度上、術前投与は難しいため、術後投与に絞って検討した。	鎮痛薬術後投与に関する研究として、二重盲検やプラセボ、無作為抽出を行っている 6 論文を採用した（構造化抄録参照）。
望ましい効果 予期される望ましい効果はどの程度のものですか?		
判断	リサーチエビデンス	備考
○ わずか ○ 小さい ○ 中 ○ 大きい ● さまざま ○ わからない	6 論文中、鎮痛薬とプラセボで明らかな有意差が認められたものは 5 論文あった。投与する鎮痛薬の種類にもよるが、術後疼痛の管理を行うために処方することは効果があると考えられる。 メタアナリシスで、イブプロフェン＋アセトアミノフェンとプラセボの 6 時間後の疼痛は、確実に抑制されていた（エビデンスプロファイル参照）。	
望ましくない効果 予期される望ましくない効果はどの程度のものですか?		
判断	リサーチエビデンス	備考
○ 大きい ○ 中 ● 小さい ○ わずか ○ さまざま ○ わからない	NSAIDs の使用において腎障害や高カリウム血症をきたすことがある。また、アセトアミノフェンの高用量使用が 2011 年 1 月より日本でも可能になったが、肝障害に注意が必要である。その他論文によっては、メフェナム酸の副作用が考えられたため実験を中断した患者例や（Rowe et al. 1980）、フルルビプロフェンの副作用の症状が報告されている（Doroschak et al. 1999）。これらの論文では、頭痛、吐き気、めまい、眠気、口腔乾燥、頻脈、などが副作用として挙げられている。	

エビデンスの確実性
効果に関する全体的なエビデンスの確実性は何ですか？

判断	リサーチエビデンス	備考
○ 非常に低 ● 低 ○ 中 ○ 高 ○ 採用研究なし	採用した 6 論文はいずれもプラセボ対照を設定しており、そのうち 6 論文は無作為抽出を、5 論文は二重盲検を行っている。研究デザインとしてはバイアスのリスクは低かった。一方で各論文ではサンプルサイズが小さかったり、脱落者がいたり、症例条件が異なる研究があった。また、研究数も少なかった。	

価値観
人々が主要なアウトカムをどの程度重視するかについて重要な不確実性はありますか？

判断	リサーチエビデンス	備考
● 重要な不確実性またはばらつきあり ○ 重要な不確実性またはばらつきの可能性あり ○ 重要な不確実性またはばらつきはおそらくなし ○ 重要な不確実性またはばらつきはなし	治療後の疼痛は術者も患者も回避したいことではあるが、鎮痛薬という性格から、症状が出てから服用しても一定の効果が期待できる。そのため、治療後に疼痛予防として服用することには、多くの患者が望むと考えられた。薬をできるだけ使いたくない、鎮痛薬にアレルギーがある、といった個別の状況も意向に影響されるが、広く一般的に使われている薬剤の場合、抵抗は少ないと思われた。	

効果のバランス
望ましい効果と望ましくない効果のバランスは介入もしくは比較対照を支持しますか？

判断	リサーチエビデンス	備考
○ 比較対照が優位 ○ 比較対照がおそらく優位 ○ 介入も比較対照もいずれも優位でない ○ おそらく介入が優位 ○ 介入が優位 ● さまざま ○ わからない	メタアナリシスの結果より、鎮痛薬による術後疼痛軽減の効果は期待できる。投与する鎮痛薬の種類にもよるが、術後疼痛の管理を行うために処方することは効果があると考えられた。 一方で、メタアナリシスで採用された研究で使われた薬剤はイブプロフェン＋アセトアミノフェン併用であり、日本の医療保険制度においては保険適用の適応外使用になると思われる。もしこれと同じレジメンで処方すると、患者においては自己負担が大きくなり、それに見合うだけの費用対効果があるかどうかは難しい。	

実行可能性
その介入は実行可能ですか？

判断	リサーチエビデンス	備考
○ いいえ ○ おそらく、いいえ ● おそらく、はい ○ はい ○ さまざま ○ わからない	鎮痛薬処方に特別な困難は伴わない。しかし、検証した研究では日本の保険診療では歯痛に対してあまり用いられないオピオイド系鎮痛薬トラマドール（トラムセット®）や、フルルビプロフェン（フロベン®）、イブプロフェン（ブルフェン®）、さらにはイブプロフェン（ブルフェン®）＋アセトアミノフェンを処方しており、その点では実現可能性は劣る。しかしながら同じ NSAIDs としてロキソプロフェン（ロキソニン®）やジクロフェナク（ボルタレン®）の使用が可能である。	

判断の要約

	判断						
問題	いいえ	おそらく、いいえ	**おそらく、はい**	はい		さまざま	わからない
望ましい効果	わずか	小さい	中	大きい		**さまざま**	わからない
望ましくない効果	大きい	中	**小さい**	わずか		さまざま	わからない
エビデンスの確実性	非常に低	**低**	中	高			採用研究なし
価値観	**重要な不確実性またはばらつきあり**	重要な不確実性またはばらつきの可能性あり	重要な不確実性またはばらつきはおそらくなし	重要な不確実性またはばらつきはなし			
効果のバランス	比較対照が優位	比較対照がおそらく優位	介入も比較対照もいずれも優位でない	おそらく介入が優位	介入が優位	**さまざま**	わからない
実行可能性	いいえ	おそらく、いいえ	**おそらく、はい**	はい		さまざま	わからない

推奨のタイプ

当該介入に反対する強い推奨	当該介入に反対する条件付きの推奨	当該介入または比較対照のいずれかについての条件付きの推奨	当該介入の条件付きの推奨	当該介入の強い推奨
○	○	○	●	○

① アウトカムごとのエビデンスの確実性

　急性症状を伴う根尖性歯周炎および根尖膿瘍に対して根管治療を行った場合、早期に術前の疼痛・腫脹の改善が望まれる。しかしながら、根管治療による機械的・化学的刺激が根尖孔外に波及することがあり、根管治療自体がさらなる術後疼痛・腫脹の原因にもなりうる。治療後の症状の改善が得られない場合には患者の QOL の低下のみならず、歯科医師と患者との信頼関係にも大きな影響を及ぼす。そのため、臨床の疑問として CQ3 を「初回根管治療（失活歯）における根管治療後の抗菌薬処方は行うべきか？」と設定した。今回、既存のシステマティックレビューおよび追加の論文検索を行った結果、2 つのランダム化比較試験が抽出された。各論文では抗菌薬およびプラセボ対照を服用することによる治療後の患者の疼痛・腫脹の状態をスコア付けして評価している。2 論文に関してメタアナリシスを行った。

　本 CQ における最も重大なアウトカムは、「治療期間中の QOL の低下」であるが、「噛めない」や「眠れない」といった症状の具体的な様子を直接評価したものはなかった。その他にも、アウトカムとして「予定していない通院」や「急性化」を設定したが、各論文から該当するものは抽出できなかった。抽出した論文では術後の評価として各設定時間における疼痛（VAS や 4 段階評価スケール）および腫脹（4 または 5 段階スケール）が用いられていることから、アウトカム⑤「疼痛」およびアウトカム⑥「腫脹」の評価に該当するとして、エビデンスの確実性を考察した。その際に、研究デザインを基に初期評価を行い、そのうえで 5 つのグレードダウン要因と 3 つのグレードアップ要因を念頭に判断を下した。

　どちらの論文でもプラセボ対照が設けられており、割付順序のランダム化が行われていた。服用する薬は盲検化されていたが、Fourd らの論文では「処方なし」自体も含まれているため、割付の隠蔽はなされていなかった。アウトカム評価者の盲検化についてはいずれの論文にも明記がなく不明であった。まず、2 論文はランダム化比較試験であるため初期評価は「高」と設定した。バイアスのリスクは、全体的な限界は被験者数が少ないことから、深刻として –1 のグレードダウンとした。結果の非一貫性は統計学的な異質性検定（P 値）が高く有意なため、深刻として –1 のグレードダウンとした。エビデンスの非直接性は深刻でないと判断した。データの不精確さは、信頼区間が「臨床決断の閾値」をまたいでいることから、深刻として –1 のグレードダウンとした。出版バイアスはないと判断し、グレードダウンは行わなかった。グレードアップ 3 要因については該当なしとし、行わなかった。

　以上から、治療後の抗菌薬処方は術後疼痛や腫脹の軽減に有効でないと思われた（エビデンスの確実性「非常に低」）。

② パネル会議：推奨の方向と強さを決定

　CQ に対して推奨の方向と強さを決めるにあたり、パネル会議はアウトカム全般のエビデンスの確実性と、患者の価値観などの要因とを総合的に検討した。もし、パネルによって推奨の方向や強さが異なった場合は再度討論し、最終的には無記名投票により 2/3 以上の支持を得た推奨の方向と強さを、パネル会議の総意として決定した。

1）エビデンスの要約

　急性症状を伴う歯に歯内療法を行った後の抗菌薬処方は、術後の疼痛・腫脹に対して有効ではないことが2つのランダム化比較試験により示唆された。

2）アウトカム全般に関するエビデンスの確実性はどうか

　重大なアウトカムは「治療期間中のQOLの低下」であるが、実際の研究報告では日常生活に影響しうる具体的な事例についてみているものはなく、術後疼痛・腫脹の時間的変化をみているものが一般的である。また、「予定していない通院」も同様に重大なアウトカムと設定したが、該当するものがなかった。そのうえで抗菌薬の有効性について考察すると、アウトカム全般に関するエビデンスの確実性は「非常に低」と判定される。

3）患者の価値観や意向はどうか（価値観や意向にばらつきはないか）

　治療後の疼痛・腫脹の早期改善は患者にとって非常に重要であり、患者と術者の信頼関係の構築にとっても望ましいことである。しかし抗菌薬は有効な血中濃度が保たれることで効果が発揮されるため、服用量や服用間隔を守らなくてはならず、服用後すぐには効果が得られない。また、抗菌薬は下痢などの副作用が出やすいことが知られており、患者側に価値観の多様性があると思われる。薬をできるだけ使いたくない、抗菌薬にアレルギーがある、副作用が出やすいといった個別の状況も意向に影響される。

4）患者の望む効果と望まない効果の差（患者にとって正味の利益）、コスト（消費される資源は期待される利益に見合っているか）

　望ましくない効果としては抗菌薬の副作用である消化器症状（下痢・吐き気・食欲不振）、アナフィラキシーショック、偽膜性大腸炎などが考えられるが、重大な副作用は非常にまれであることが報告されており、2論文中でも副作用の報告はない。

　費用面について、日本の医療保険制度では抗菌薬の投与は可能であり、今回投与されているペニシリン系抗菌薬は薬価も比較的安く、患者の負担は小さい。

5）推奨のグレーディング

　患者にとって重大なアウトカムのエビデンスの確実性は「非常に低」である。

6）ガイドラインパネルの投票結果

　CQ3：2/3以上のパネルが「抗菌薬の処方を行うことを弱く推奨しない」を支持した。

③ エビデンスとして採用した論文の構造化抄録

Fouad 1996

Penicillin as a supplement in resolving the localized acute apical abscess. Fouad AF, Rivera EM, Walton RE. *Oral Surgery, Oral Medicine, Oral Pathology, Oral Radiology, and Endodontics* 1996; **81** (5): 590-5.

● 目 的	根管治療後のペニシリン処方による症状の軽減を検討する。
● 研究デザイン	ランダム化比較試験
● 研究施設	Department of Endodontics, College of Dentistry, University of Iowa, USA
● 対 象	全身状態に問題のない成人で緊急的な歯内療法が必要な患者 28 人（結果の解析は 21 人） 歯髄が壊死しており、急性根尖膿瘍が存在する歯 痛みと腫脹のどちらか、または両方の症状を有する歯 体温の測定を行い 37.8 度以上の患者は除外
● 主要評価項目	疼痛について、VAS（0-100）にて術前および治療後 6、12、24、48、72 時間の変化を評価。腫脹について、5 段階（腫脹なし、非常に改善、少し改善、変化なし、悪化）にて治療後 6、12、24、48、72 時間の変化を評価。
● 介 入	非外科的歯内治療（根管形成・洗浄＋水酸化カルシウム貼薬＋仮封）の術後に介入（3 群）：ペニシリン VK500mg（術後に 2 錠、その後 1 日 4 回 1 錠ずつ、7 日間）、プラセボ（同様）、処方なし。イブプロフェン 600mg を術前処方し、その後 1 日 4 回 1 錠ずつ、2 日目以降は必要な場合服用。
● 結 果	ペニシリン VK 群、プラセボ群、処方なし、で痛み・腫脹の改善に違いはなく、どちらも緩やかに改善傾向となった。
● 結 論	**抗菌薬使用で痛み・腫脹の改善に効果は認められなかった。**

Henry 2001

Effect of penicillin on postoperative endodontic pain and swelling in symptomatic necrotic teeth. Henry M, Reader A, Beck M. *Journal of Endodontics* 2001; **27** (2): 117-23.

● 目 的	根管治療後のペニシリン処方による症状の軽減を検討。
● 研究デザイン	ランダム化比較試験
● 研究施設	The Department of Health Services Research, College of Dentistry, The Ohio State University, USA
● 対 象	全身状態に問題のない成人において緊急的な歯内療法が必要な患者 41 人のうち、歯髄が壊死しており、痛みや歯肉の腫脹などの症状が存在する歯
● 主要評価項目	疼痛の様子、打診痛、腫脹、鎮痛薬を服用した場合その量と種類
● 介 入	非外科的歯内治療（根管形成・洗浄＋無貼薬＋仮封）の術後に処方：ペニシリン 500mg カプセル（1 日 4 回 6 時間ごと 1 カプセルずつ、7 日間）プラセボ（同様）
● 結 果	ペニシリンの処方では、術後の疼痛、打診痛、腫脹、鎮痛薬の服用量においてプラセボと比較して有意差は認められなかった（p>0.05）。
● 結 論	**ペニシリン群とプラセボ群で、痛み・腫脹の改善、および鎮痛薬の服用数に違いはなかった。**

表 1 ［CQ3 初回根管治療（失活歯）における処置後の抗菌薬処方は行うべきか?］：エビデンスプロファイル

		エビデンスの確実性の評価					患者数		効果		エビデンスの確実性	重要性
研究数	研究デザイン	バイアスのリスク	非一貫性	非直接性	不精確	その他の検討	抗菌薬	プラセボ	相対 (95% CI)	絶対 (95% CI)		
術後痛（24 時間後）												
2	ランダム化試験	深刻 [a]	深刻 [b]	深刻でない	深刻 [c]	なし	29	32	-	MD 0.03 より低 (0.53 より低 to 0.47 より高)	⊕○○○ 非常に低	
術後痛（48 時間後）												
2	ランダム化試験	深刻 [a]	深刻 [b]	深刻でない	深刻 [c]	なし	29	32	-	MD 0.32 より高 (0.22 より低 to 0.86 より高)	⊕○○○ 非常に低	
術後痛（72 時間後）												
2	ランダム化試験	深刻 [a]	深刻 [b]	深刻でない	深刻 [c]	なし	29	32	-	MD 0.08 より高 (0.38 より低 to 0.54 より高)	⊕○○○ 非常に低	
腫脹（24 時間後）												
2	ランダム化試験	深刻 [a]	深刻 [b]	深刻でない	深刻 [c]	なし	29	33	-	SMD 0.27 より高 (0.23 より低 to 0.78 より高)	⊕○○○ 非常に低	
腫脹（48 時間後）												
2	ランダム化試験	深刻 [a]	深刻 [b]	深刻でない	深刻 [c]	なし	29	32	-	SMD 0.04 より高 (0.47 より低 to 0.55 より高)	⊕○○○ 非常に低	
腫脹（72 時間後）												
2	ランダム化試験	深刻 [a]	深刻 [b]	深刻でない	深刻 [c]	なし	29	32	-	SMD 0.02 より高 (0.49 より低 to 0.52 より高)	⊕○○○ 非常に低	

CI：信頼区間；MD：平均差；SMD：標準化平均差

説 明

a. 各論文にハイリスク・アンクリアが存在する
b. 異質性検定（P 値）が高い
c. 信頼区間が「臨床決断の閾値」をまたいでいる

図 1 ［CQ3］：フォレストプロット（疼痛）

24 時間後の疼痛

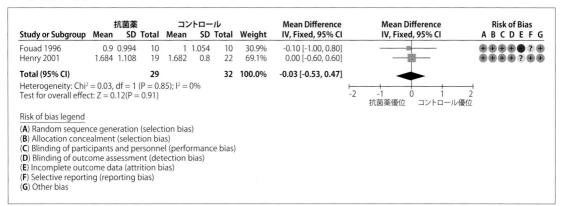

48 時間後の疼痛

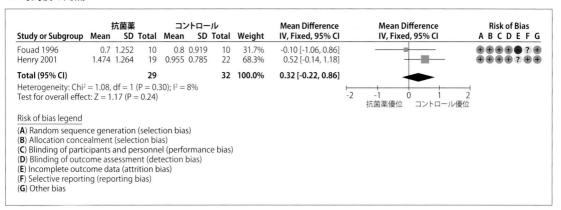

72 時間後の疼痛

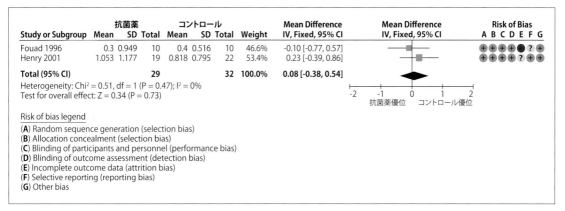

図2　[CQ3]：フォレストプロット（腫脹）

24 時間後の腫脹

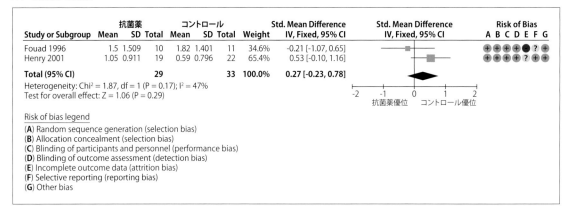

48 時間後の腫脹

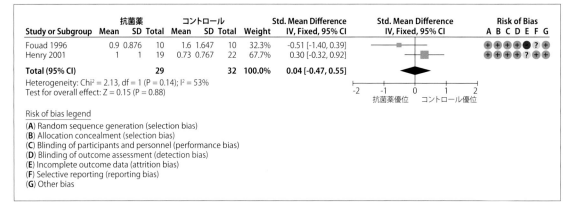

72 時間後の腫脹

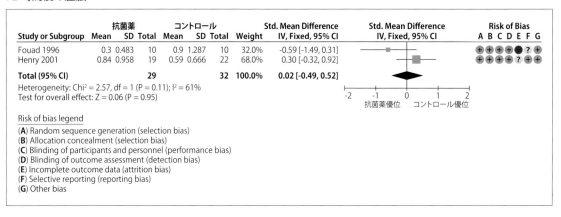

表 2 ［CQ3　初回根管治療（失活歯）における処置後の抗菌薬処方は行うべきか？］：Evidence to Decision

疑　問

初回根管治療（失活歯）における処置後の抗菌薬処方は行うべきか？	
集団	初回治療（失活歯）
介入	抗菌薬
比較対照	プラセボ
主要なアウトカム	24 時間後、48 時間後、72 時間後の疼痛および腫脹
設定	
視点	
背景	疼痛や腫脹などの急性症状を伴う歯に対して根管治療を行った場合、治療後早期の症状改善が望まれる。感染除去による症状の改善が期待できる一方、さらなる急性化（フレアアップ）の可能性も報告されている。術後に抗菌薬の投与を行うことが症状改善にどの程度寄与しているかを理解せず、投薬を行っている臨床医が多いと思われる。
利益相反	なし

評　価

問題
この問題は優先事項ですか？

判断	リサーチエビデンス	備考
○ いいえ ○ おそらく、いいえ ● おそらく、はい ○ はい ○ さまざま ○ わからない	根管治療では、機械的・化学的清掃により、根管内感染の除去を試みるが、ときとして治療後に急性化、増悪、疼痛、腫脹をきたす場合がある。これにより患者は治療期間中に QOL が低下したり、予定していない通院を余儀なくされたりする。これらを予防するべく、根管治療後に抗菌薬を処方することが有効かを検討した。	

望ましい効果
予期される望ましい効果はどの程度のものですか？

判断	リサーチエビデンス	備考
○ わずか ○ 小さい ○ 中 ○ 大きい ○ さまざま ● わからない	採用した 2 論文では、疼痛・腫脹のどちらでも抗菌薬（ペニシリン）とプラセボで優位な差が認められなかった。	

望ましくない効果
予期される望ましくない効果はどの程度のものですか？

判断	リサーチエビデンス	備考
○ 大きい ○ 中 ○ 小さい ○ わずか ● さまざま ○ わからない	採用した 2 論文では、疼痛・腫脹のどちらでも抗菌薬（ペニシリン）とプラセボで優位な差が認められなかった。	

エビデンスの確実性
効果に関する全体的なエビデンスの確実性は何ですか?

判断	リサーチエビデンス	備考
● 非常に低 ○ 低 ○ 中 ○ 高 ○ 採用研究なし	重大なアウトカムは「治療期間中の QOL の低下」であるが、実際の研究報告では日常生活に影響しうる具体的な事例についてみているものはなく、術後疼痛・腫脹の時間的変化をみているものが一般的である。また、「予定していない通院」も同様に重大なアウトカムと設定したが、該当するものがなかった。そのうえで抗菌薬の有効性について考察すると、アウトカム全般に関するエビデンスの確実性は「非常に低」と判定される。	

価値観
人々が主要なアウトカムをどの程度重視するかについて重要な不確実性はありますか?

判断	リサーチエビデンス	備考
○ 重要な不確実性またはばらつきあり ○ 重要な不確実性またはばらつきの可能性あり ● 重要な不確実性またはばらつきはおそらくなし ○ 重要な不確実性またはばらつきはなし	治療後の疼痛・腫脹の早期改善は患者にとって非常に重要であり、患者と術者の信頼関係の構築にとっても望ましいことである。しかし抗菌薬は有効な血中濃度が保たれることで効果が発揮されるため、服用量や服用間隔を守らなくてはならず、服用後すぐには効果が得られない。また、抗菌薬は下痢などの副作用が出やすいことが知られており、患者側に価値観の多様性があると思われる。薬をできるだけ使いたくない、抗菌薬にアレルギーがある、副作用が出やすいといった個別の状況も意向に影響される。	

効果のバランス
望ましい効果と望ましくない効果のバランスは介入もしくは比較対照を支持しますか?

判断	リサーチエビデンス	備考
○ 比較対照が優位 ○ 比較対照がおそらく優位 ● 介入も比較対照もいずれも優位でない ○ おそらく介入が優位 ○ 介入が優位 ○ さまざま ○ わからない	望ましくない効果としては抗菌薬の副作用である消化器症状(下痢・吐き気・食欲不振)、アナフィラキシーショック、偽膜性大腸炎などが考えられるが、重大な副作用は非常にまれであることが報告されており、2 論文中でも副作用の報告はない。 費用面について、日本の医療保険制度では抗菌薬の投与は可能であり、今回投与されているペニシリン系抗菌薬は薬価も比較的安く、患者の負担は小さい。	

実行可能性
その介入は実行可能ですか?

判断	リサーチエビデンス	備考
○ いいえ ○ おそらく、いいえ ○ おそらく、はい ● はい ○ さまざま ○ わからない	抗菌薬の処方は歯科医院では日常的に行われており、根尖性歯周炎の処置後の処方は保険でも認められているため、特別な困難は伴わない。ただし、2 論文で採用されているペニシリン系薬剤を日常的に処方している歯科医院は少ないと思われる。	

判断の要約

	判断						
問題	いいえ	おそらく、いいえ	**おそらく、はい**	はい		さまざま	わからない
望ましい効果	わずか	小さい	中	大きい		さまざま	**わからない**
望ましくない効果	大きい	中	小さい	わずか		**さまざま**	わからない
エビデンスの確実性	**非常に低**	低	中	高			採用研究なし
価値観	重要な不確実性またはばらつきあり	重要な不確実性またはばらつきの可能性あり	**重要な不確実性またはばらつきはおそらくなし**	重要な不確実性またはばらつきはなし			
効果のバランス	比較対照が優位	比較対照がおそらく優位	**介入も比較対照もいずれも優位でない**	おそらく介入が優位	介入が優位	さまざま	わからない
実行可能性	いいえ	おそらく、いいえ	おそらく、はい	**はい**		さまざま	わからない

推奨のタイプ

当該介入に反対する強い推奨	当該介入に反対する条件付きの推奨	当該介入または比較対照のいずれかについての条件付きの推奨	当該介入の条件付きの推奨	当該介入の強い推奨
○	●	○	○	○

この度は弊社の書籍をご購入いただき、誠にありがとうございました。
本書籍に掲載内容の更新や訂正があった際は、弊社ホームページ「追加情報」
にてお知らせいたします。下記のURLまたはQRコードをご利用ください。

https://www.nagasueshoten.co.jp/extra.html

歯内療法診療ガイドライン　　　　　　　　　　　　　　　　　　ISBN 978-4-8160-1378-2

© 2020. 6.16　第1版　第1刷

編　　集	一般社団法人 日本歯内療法学会
発 行 者	永末英樹
印　　刷	株式会社 サンエムカラー
製　　本	新生製本 株式会社

発行所　株式会社　**永末書店**

〒602-8446　京都市上京区五辻通大宮西入五辻町69-2
(本社) 電話 075-415-7280　FAX 075-415-7290　　(東京店) 電話 03-3812-7180　FAX 03-3812-7181
永末書店 ホームページ　https://www.nagasueshoten.co.jp